Frederic Vester • Gerhard Henschel

Krebs ist anders

die studiengruppe für biologie und umwelt informiert

Krebs ist anders

Fragen zu neuen Erkenntnissen über Wesen und Entstehung wuchernder Zellen

von

Frederic Vester

Dr. rer. nat., Lic. ès Sciences, Privatdozent an der Universität Konstanz,

und

Gerhard Henschel

verlegt bei Kindler

Der statistische Anhang wurde in Zusammenarbeit mit Herrn Dr. med. K. E. FELLMER, München, erstellt, dem wir an dieser Stelle für seine wertvolle Mitarbeit herzlich danken möchten.

Besonderer Dank gebührt auch Herrn Dr. T. ROSENBAUM, Helvis S. A., Genf, dessen Unterstützung sowohl die Herstellung unserer Fernsehfilme als auch diejenige dieses Buches wesentlich erleichtert hat.

Eine Gemeinschaftsproduktion des Kindler Verlages GmbH München und der Studiengruppe für Biologie und Umwelt GmbH München

Redaktion: M. Woehlken
Korrektur: M. Bergholz
Umschlaggestaltung: H. Numberger
Gesamtherstellung: Richterdruck Würzburg
Printed in Germany
ISBN 3 463 00564 6

Inhalt

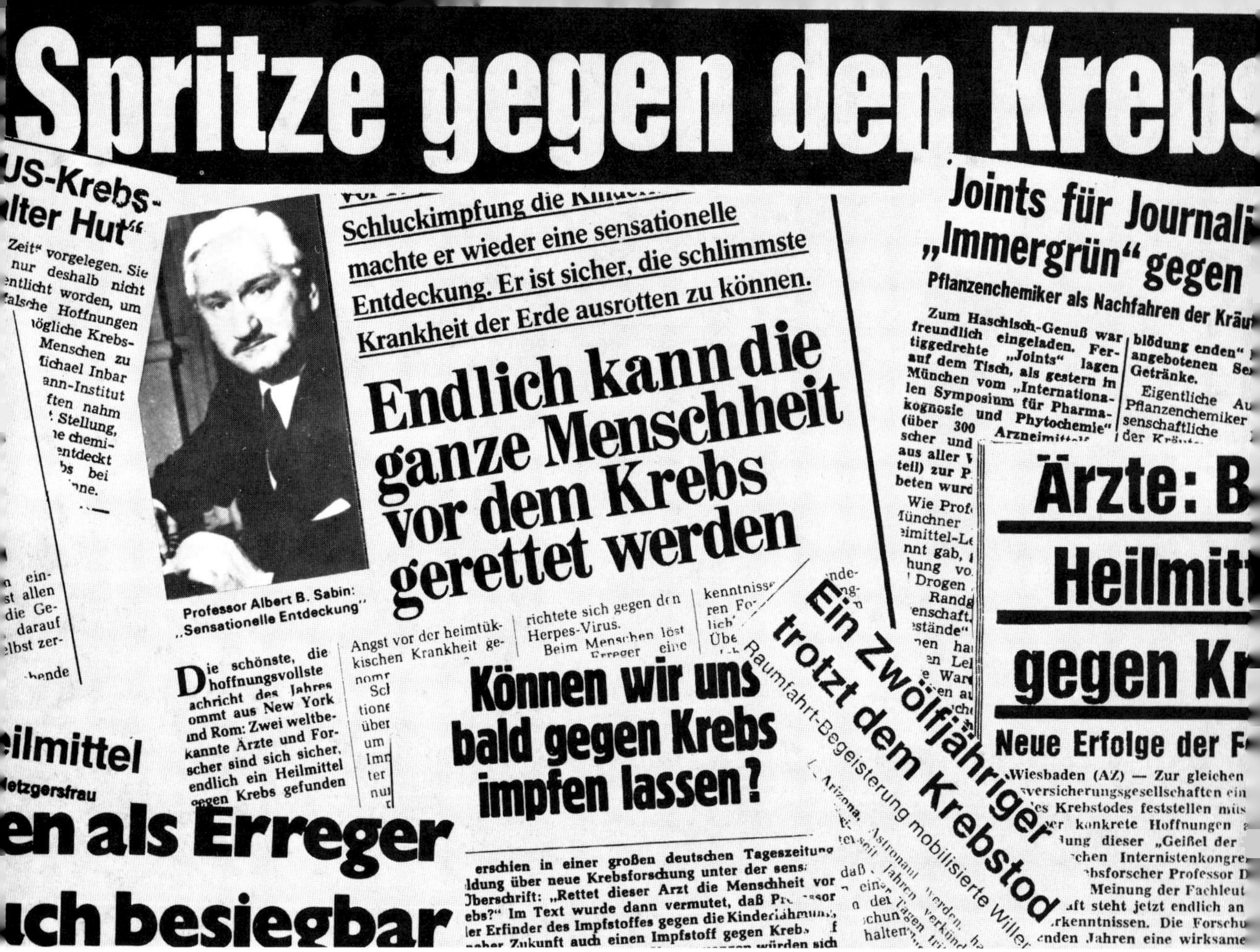

Schlagzeilen. Erfolgsmeldungen. Hoffnung für Millionen. Alle diese Berichte erwecken den Eindruck: Der Krebs ist

Fernsehdokumentationen

entstehen nicht am grünen Tisch. Zwischen der Idee und ihrer Verwirklichung liegt das, was man nicht planen kann: unangenehme, aber auch erfreuliche Überraschungen. Und manchmal wird es abenteuerlich. Mitten in der Arbeit drängen sich Konsequenzen auf, mit denen man nicht rechnen konnte: Es ist, wie wenn man nach Silber sucht und plötzlich lebenswichtige Mineralien findet.
So war es 1968. Damals arbeitete ich am letzten Film einer Serie mit dem Titel: »Warum? – Sechs Antworten zum Sinn des Lebens«. – Ich suchte einen Biologen, der die Lebensprozesse bis in unsere Zellen hinein untersucht. Wenige Jahre zuvor hatte man eine umwälzende Entdeckung gemacht: Man war der Steuerung dieser Lebensprozesse auf die Spur gekommen. Die Chromosomen – unsere Erbanlagen – schienen wichtige Geheimnisse preiszugeben. Seitdem sind Entwicklungen möglich, die sich die kühnste Phantasie nicht auszudenken wagt. Die Kenntnis dieser Steue-

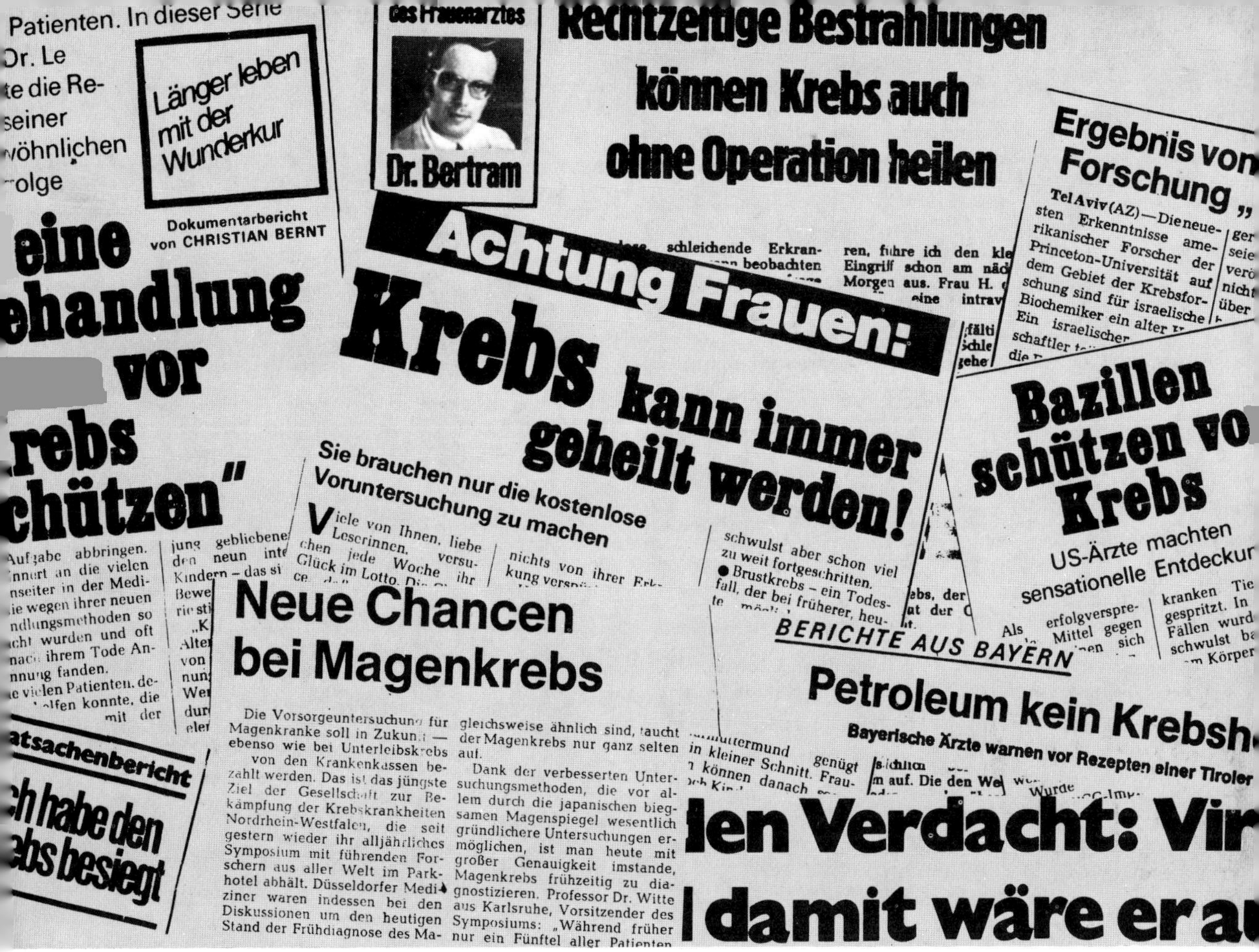

besiegt. Die Fakten der medizinischen Statistik dagegen sagen: Jeder fünfte stirbt an Krebs. Und die Kurve steigt.

rungsvorgänge konnte aber auch darüber etwas aussagen, *auf welches Ziel hin* diese Steuerung angelegt sein könnte – und darum ging es in diesem Film.
Nun finden Sie aber einen Forscher, der sein Fachgebiet souverän überblickt – und sich auf Fragen einläßt, die darüber hinausgehen! Im privaten Gespräch, im vertrauten Kreis allenfalls. Aber in der Öffentlichkeit?
Der Forscher wurde gefunden: Frederic Vester, damals Gast mit eigener Arbeitsgruppe an einem Max-Planck-Institut in München. Es gab aber eine andere Überraschung: Das Interview lief völlig anders als erwartet. Aus zehn Minuten wurden fast zwei Stunden. Die Frage nach dem Sinn der Lebensvorgänge wurde gestellt und von immer wieder anderen Seiten beleuchtet. Sie verband sich aber zwingend mit dem Problem fehlgesteuerter Lebensvorgänge: dem *Krebs*. So rückte die Frage: Was ist Krebs? immer wieder in den Mittelpunkt. Die Antwort war verblüffend, fast unglaubwürdig. Krebszellen sind im eigentlichen Sinne nicht krank. Sie

sind vielmehr fehlgesteuertes Leben in uns und gerade deshalb so unheimlich und gefährlich: Es gibt keine unmittelbaren Warnzeichen, wie etwa Fieber bei Infektionskrankheiten.
Das war ungeheuer neu, und ich wollte mehr wissen: Was geht hier vor, und wie kann man es veranschaulichen?
Als ich später das Interview vom Band abhörte, glaubte ich, es sofort veröffentlichen zu müssen. Die zuständige Abteilung im WDR winkte ab. Die Thesen waren damals so ungewöhnlich, daß man sich das Tonband gar nicht erst anhörte.
Jedoch Radio Bremen griff zu. Hier war der Fernseh-Redakteur der Abteilung Zeitgeschehen, Gerhard Weber, von der freimütigen Darstellung begeistert, weil sie die großen Zusammenhänge, aber auch die wissenschaftlichen Einblicke immer wieder bildhaft veranschaulicht.
Es entstand der Film »Krebs und Zelle – Fragen zu neuen Erkenntnissen«. Sein Echo: Mehr als das Hundertfache der üblichen Zuschauerpost, Sendungen in fünf Ländern. Doch die wissenschaftliche Bestätigung schien in vielen Punkten noch offen. Sie rückte erst in den letzten Jahren stärker ins Bewußtsein – und zwar indem sich ganz unterschiedliche Forschungsrichtungen mit den im Film aufgeworfenen Fragen intensiver zu beschäftigen begannen.
Heute legen wir dieses Gespräch vor – erweitert und ergänzt durch die zur Zeit neuesten Erkenntnisse.

Gerhard Henschel

Als Gerhard Henschel mit seinem Tonbandgerät anrückte, waren wir mitten in einem biochemischen Versuch. Seine Fragen klangen zunächst recht harmlos. Viele schienen mir selbstverständlich – wie sich später herausstellte, jedoch allzu selbstverständlich. Aber von Anfang an war das tiefe, ehrliche Interesse an der Sache immer durchzuspüren. Dieses ehrliche Anliegen eines Journalisten war etwas Ungewohntes. Henschels Fragen waren gelegentlich auch etwas ärgerlich, besonders dann, wenn es um die geistigen Hintergründe von Materie, von Information ging. Wir Naturwissenschaftler wollen darauf ja eigentlich nicht so gern angesprochen werden. Wenn ich nun glaubte, mich durch eine elegante Floskel aus der Affäre gezogen zu haben, ließ mich Henschel zwei, drei Fragen lang auch in diesem Glauben. Plötzlich kehrte er jedoch mit einer penetranten Hartnäckigkeit wieder zu der nur halb beantworteten Frage zurück. Dies verdeutlichte mir, wie häufig man als Naturwissenschaftler zwar der Öffentlichkeit etwas über seine Arbeiten berichtet, aber in dieser einseitigen Betrachtungsweise nur allzuoft zum Verständnis notwendige Fragen unberücksichtigt läßt. Das Grundsätzliche gerade solcher Fragen zeigt sich dann häufig erst nachher. Um es dem Publikum leichtzumachen, werden nur die glatt einleuchtenden Theorien, das bereits Perfekte in den Vordergrund geschoben. Dadurch werden die in der Forschung ständig notwendigen Suchprozesse, die mit ihren Überraschungen und Irrtümern große Ähnlichkeit mit Kriminalfällen haben, dem Zuschauer, dem Leser vorenthalten. Im Gespräch ist das ganz anders. Hier steht auf einmal ein Anwalt des Zuschauers,

des Lesers da, der spontane oder aus dem Zusammenhang auftauchende Fragen stellt. Und zwar unerbittlich.
Und vielleicht gerade weil durch dieses unerbittliche Bohren des Gesprächspartners die Unklarheit nicht gleich »weggemogelt wurde«, sondern sich schrittweise klärte – oft über scheinbare, aber doch notwendige Umwege – fand der Film beim Zuschauer ein so großes Echo.
Nicht zuletzt bewahrte uns auch der Live-Charakter des Gesprächs davor, Unklarheiten vorher auszudiskutieren und die üblichen fertigen Gedankenpakete vorzulegen. Das machte es dem Zuschauer möglich, den Suchprozessen innerhalb des Gesprächs zu folgen.
Er wird deshalb dieses Buch – so hoffen und wünschen wir – anders lesen als einen formal weit besser ausgefeilten Bericht: eben wie ein Gespräch, dessen Verlauf, wie sich bald herausstellte, auch für mich nicht absehbar war. Ein Gespräch in der Atmosphäre meines Labors mit Ventilatorgeräuschen, Geräteklappern, Rattengefiepe und Stimmen im Hintergrund, das mich gelegentlich zu Antworten provozierte, die ich sonst nicht gegeben hätte.

Frederic VESTER

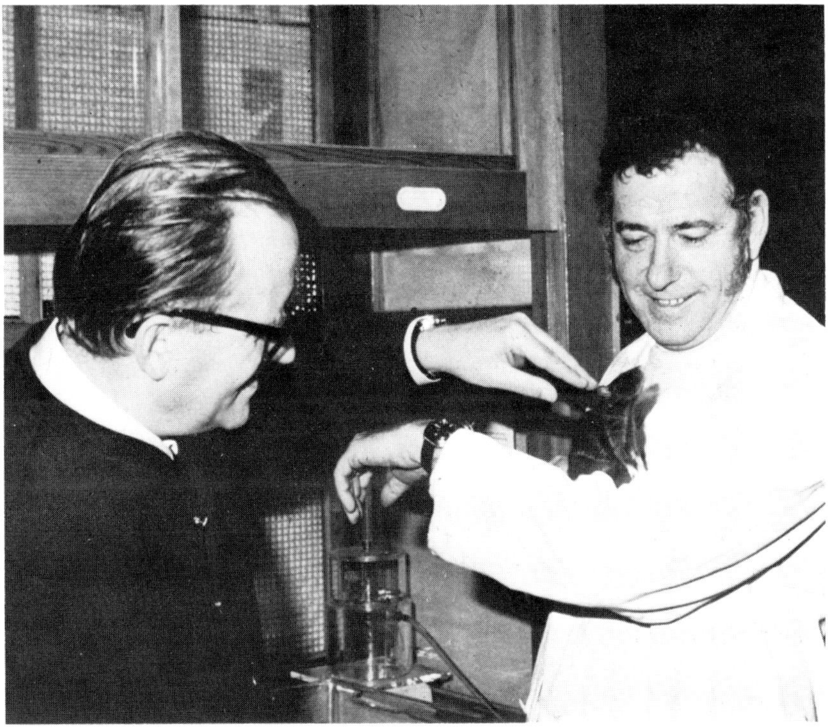

Die Autoren zu Beginn ihres Fernsehinterviews im Max-Planck-Institut für Eiweiß- und Lederforschung, München, Schillerstraße.

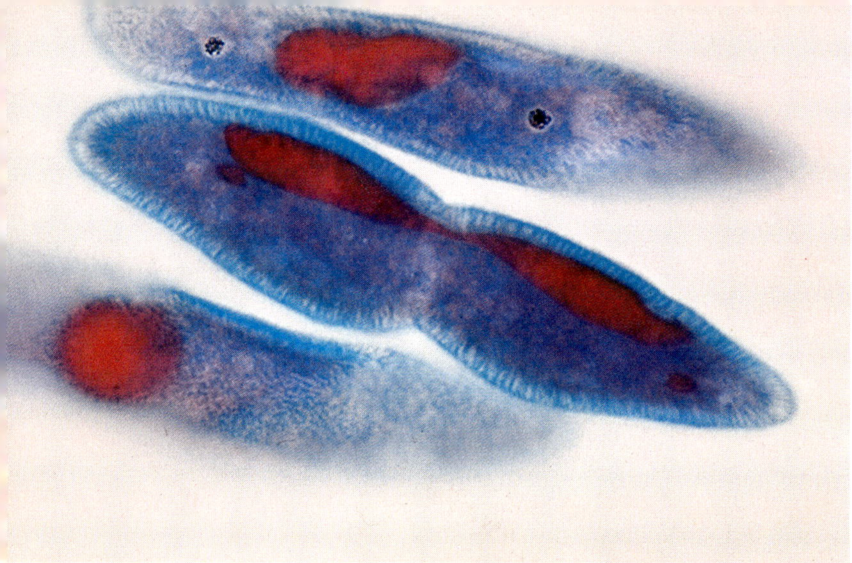

Urformen des Lebens. Pantoffeltierchen, die sich unter Durchschnürung von Zellwand und Zellkern (Mitte) durch einfache Teilung vermehren.

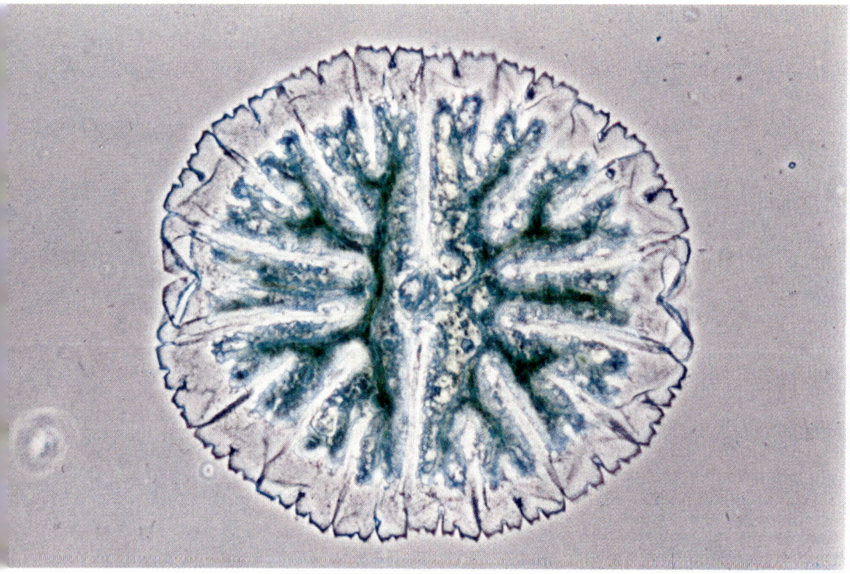

Malteserkreuz-Alge, hier als Ausdruck der geometrischen Ordnung und Symmetrie vieler Lebensformen.

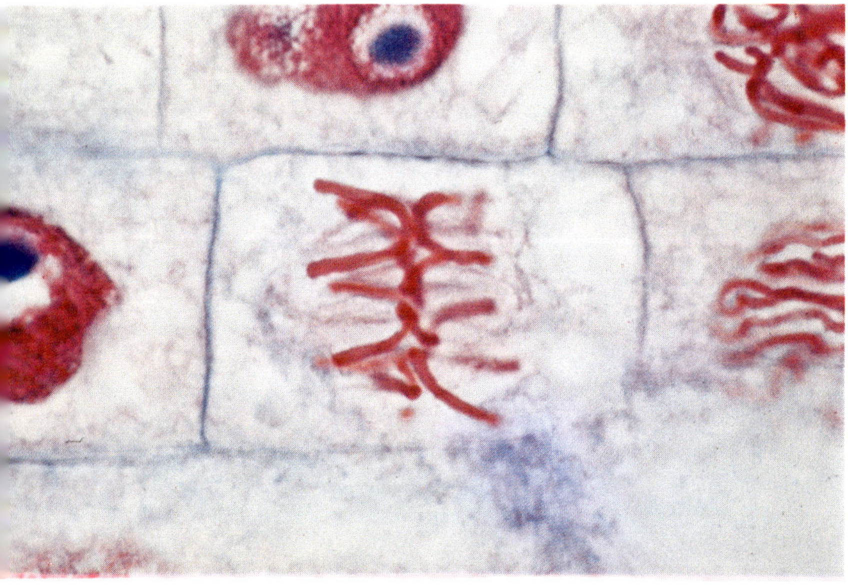

Typische Pflanzenzelle (Hyazinthe) mit rot angefärbten Zellkernen. In der mittleren Zelle, die kurz vor der Teilung steht, haben sich die Chromosomen bereits verdoppelt und zur »Äquatorialplatte« angeordnet.

Ist man einem Geheimnis des Lebens auf die Spur gekommen?

Herr Dr. Vester, Sie arbeiten hier im Institut an Fragen der Krebsforschung. Was untersuchen Sie hier gerade?

Das sind Ascites-Zellen, Krebszellen aus der Bauchhöhle von Ratten. Wir versuchen herauszufinden, warum ein bestimmtes Protein diese Zellen hindert, sich zu vermehren.

Ist das ein Protein, das in den Zellen selbst vorkommt?

Nein, das haben wir eben erst reingespritzt, es wurde aus einer Pflanze isoliert und stoppt schon mit wenigen Millionstel Gramm die Zellwucherung. Jetzt gebe ich gerade radioaktiv markierte Substanz zu. Die Radioaktivität verfolgen wir dann auf ihrem Weg in der Zelle und können z. B. feststellen, ob der Informationsmechanismus der Zelle durch das Protein verändert wird.

Schön, aber das sagt mir sehr wenig, vielleicht fangen wir doch lieber bei etwas allgemeinverständlicheren Dingen an. Krebs ist also eine Wucherung von Zellgewebe. Deshalb müssen Sie ja wohl die Vorgänge in solchen Zellen erforschen. Nun hat man ja vor einigen Jahren in den Chromosomen, also in den Erbanlagen des Menschen, die in jeder Zelle vorhanden sind, den Code entdeckt, d. h. das Programm, das die Lebensvorgänge regelt. Das hat doch wohl das Wissen von den Lebensvorgängen, wie sie sich in jeder unserer Zellen abspielen, revolutioniert. Haben sich diese Erkenntnisse über den Code eigentlich in Experimenten weiter bestätigt?

Ja.

Ist man damit einem tieferen Geheimnis des Lebens auf die Spur gekommen? Kann man das so sagen?

Ja, schon. Hier hat die Natur eine Methode aufgezeigt, mit der sie Lebensvorgänge regelt. Und zwar in einer Dimension, die wir bisher gar nicht kannten.

Wie läßt sich das im einzelnen verdeutlichen?

Es begann mit einer der spannendsten Entwicklungen in der Biologie, nämlich als man in den sechziger Jahren entdeckte, daß in unseren Chromosomen, in den Genen, eine riesige Informationsmenge steckt, ein Steuerprogramm, das viel umfänglicher ist, als man ursprünglich dachte. Viel größer, als nötig wäre, um die normalen Zellvorgänge aufrechtzuerhalten. Und das in jeder einzelnen Zelle.

Man kann sich das kaum vorstellen. Kam diese Entwicklung nicht sehr überraschend?

Allerdings. Dieses Programm einer einzigen Zelle, diese Bibliothek voller Texte ist, so winzig sie ist, doch so gewaltig, daß eigentlich genug Platz darin wäre für die Programme aller Lebewesen dieser Erde. Also von Bakterien angefangen, über Pflanzen, Tiere und Menschen und natürlich auch für vergangene und zukünftige Formen innerhalb der Evolution, innerhalb der Entwicklung der Arten auf der Erde, deren Zahl wir ja nicht einmal genau kennen. Und trotzdem ist immer nur ein kleiner Teil dieses Buches aufgeschlagen.

Und das betrifft jede einzelne Zelle unseres Körpers?

Natürlich. Wenn Sie Ihre Hand ansehen, dann müssen Sie sich vorstellen: In jeder Zelle spielen sich gleichzeitig, jetzt in diesem Moment, Hunderte von Abläufen ab, von Zyklen,

die ineinandergreifen und nach einem komplizierten Plan gesteuert werden. Es ist ein Ablesen von Texten, von Programmen und Befehlen und deren Weitergabe.
Ein Druckvorgang, der sich laufend wiederholt. All das spielt sich ständig in uns ab. Und dabei ist es nur ein ganz kleiner Teil dessen, was verdeckt, verborgen, zugeschlagen, in jedem Zellkern vorhanden ist.

»Weiß« eine Zelle, zu welchem Körperteil sie gehört?

Sie sprachen von Ihrer Hand. Ist das so zu verstehen, daß eine Zelle gewissermaßen weiß, daß sie zu einer Hand gehört, oder zur Netzhaut des Auges, wo sie wieder eine ganz andere Funktion erfüllen muß?

Ja, das muß sie wohl »wissen«. Aber das ist eben ein Problem, das überhaupt noch nicht gelöst ist: diese interzelluläre Kommunikation, die Verständigung der Zellen untereinander. Zunächst einmal entstehen wir ja alle aus einer einzigen Eizelle, einer einzigen Keimzelle. Und die teilt sich immer wieder in zwei Tochterzellen, wobei sich ihre Chromosomen jedesmal identisch verdoppeln, so daß dem gesunden Menschenverstand nach alle daraus entstehenden Tochterzellen gleich sein müßten. Woher weiß also nun eine Zelle, daß sie sich später einmal z. B. in einen Verband von Leberzellen entwickeln muß, eine andere in Blutzellen, andere in Knochenzellen oder wieder andere, daß sie die differenzierten Funktionen in unserem Auge übernehmen müssen? – Das ist eben das Rätsel der Differenzierung von Zellen, die aus einer einzigen Eizelle stammen. Bis vor kurzem war dies noch völlig ungelöst.

Bei jeder Verletzung einer Hand z. B. oder auch eines Organs

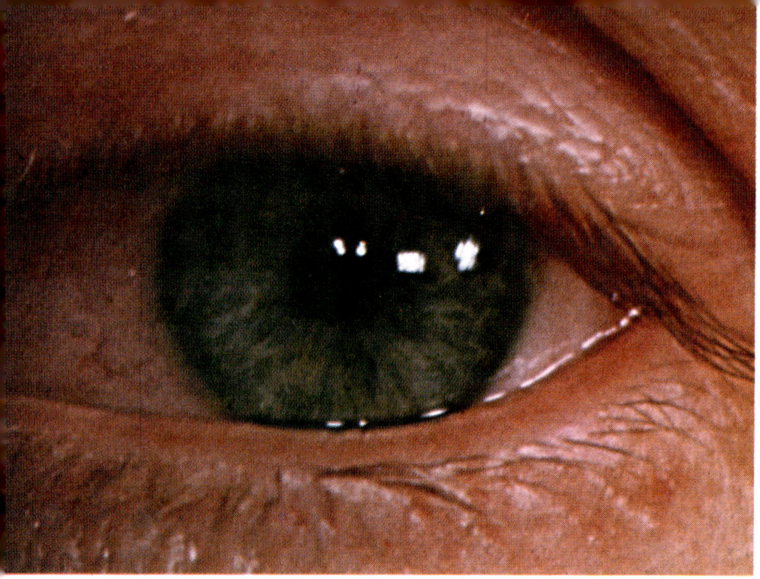

Seien es die Zellen eines Auges, eines Organs, eines Nervs . . .

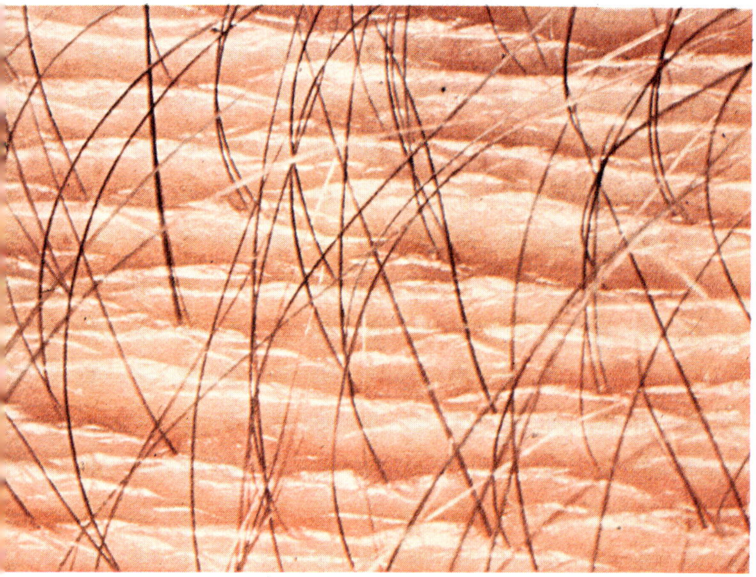

. . . oder die Hautzellen einer Hand, sie alle stammen von der einen befruchteten Keimzelle eines Menschen durch fortgesetzte Teilung ab . . .

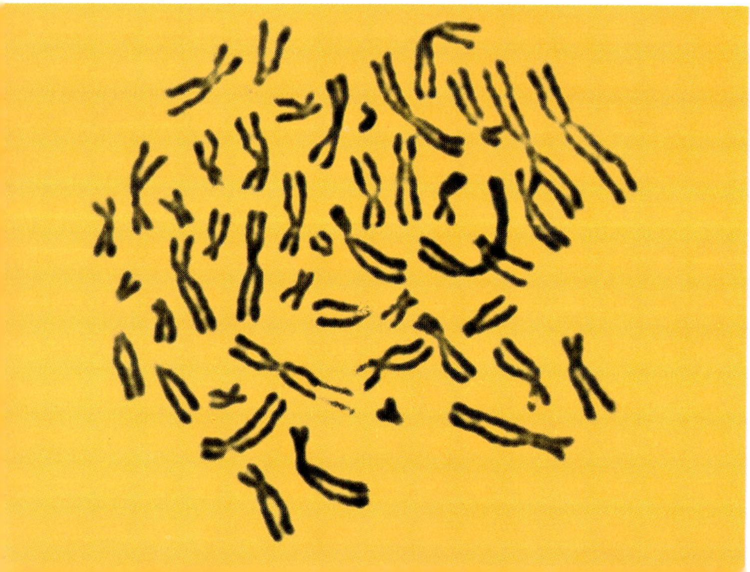

. . . wobei der Chromosomensatz durch immer wieder identische Verdoppelung über viele Teilungsschritte in allen Zellen der gleiche ist.
Menschlicher Chromosomensatz mit sich entsprechenden 22 mütterlichen und 22 väterlichen Chromosomen sowie 2 Geschlechtschromosomen (2600-fache Vergrößerung)

ist es doch eigentlich ein Wunder, daß alles nachher wieder zusammenwächst. Hängt das mit diesem Code unmittelbar zusammen?

Ja, das hängt schon damit zusammen. Aber ich würde sagen: das noch größere Wunder ist, daß das Gewebe nicht ständig weiterwächst, sondern daß das wieder aufhört. Warum wächst eine Wunde, wenn der ursprüngliche Zustand wiederhergestellt ist, nicht einfach weiter? Wieso wissen die Zellen, daß sie genau hier mit ihrer Vermehrung Schluß machen müssen?

Es ist wirklich erstaunlich, wenn man sich vorstellt, daß bei Wundheilungen hunderttausende, bei großen Wunden Millionen Zellen sich geteilt haben und dann plötzlich dieses Wachstum einstellen. Erzwingt das der Code?

Ja, so könnte man das ausdrücken.

Gibt es auch Fälle, wo die Teilung der Zellen nicht wieder aufhört? – Ist das dann Krebs?

Ja, das ist ein entscheidendes Merkmal der Krebszellen und gilt im Prinzip für alle Wucherungen.

Wäre dann der Krebs etwa so zu erklären, daß der Code nicht mehr funktioniert?

Der »Code« funktioniert natürlich noch. Es werden aber vielleicht mehr Funktionen vom Code abgelesen, als die Zelle braucht, um ihre spezielle Aufgabe zu erfüllen. Denn Krebszellen lassen sich in vielen ihrer Stoffwechselvorgänge mit frühen Embryonalzellen vergleichen, also mit Zellen, die noch nicht differenziert sind, in denen noch alles, was zum Organismus notwendig ist, gespeichert ist und auch abgelesen wird.

Erst später, wenn die Zellen differenziert sind, wenn sie nun etwa Hautzellen sind oder Herzzellen oder was auch immer, erst dann sind alle anderen Informationen abgedeckt, dann sind diejenigen Programme unterdrückt, die sie vielleicht zu ganz anderen Körperzellen gemacht hätten.
So ist z. B. bei einer Hautzelle all das zugedeckt, was diese gleiche Hautzelle sonst zu einer Leberzelle oder zu einer Herzzelle gemacht hätte und umgekehrt. Ebenso hat die Zelle auch andere »Erinnerungen« an den Embryonalzustand zugedeckt, wie etwa die Tendenz, sich ständig wieder zu teilen. Als Keimzelle – noch völlig undifferenziert – hatte sie ja diese Tendenz. So bleiben später nur noch die »Befehle« offen, die für ihre spezielle Funktion, z. B. als Leberzelle, innerhalb des Gesamtorganismus wichtig sind.

Beim Krebs ist es doch nun so, daß die Zellen diesen Funktionszusammenhang mit dem Organismus verloren haben und beliebig weiterwuchern?

Ist Krebs schon im Anfang eine Krankheit?

Vielleicht erst einmal so wie bei einer Wunde, wo die Zelle sich an ihre Eigenvermehrung »erinnert« und nur diese Information vorübergehend aufdeckt.

Ist das dann im eigentlichen Sinn noch eine Krankheit? Bei anderen Krankheiten werden doch die Zellen durch Bakterien oder Viren attackiert, oder sie sterben ab. Erst die Bildung der Antikörper, die die Fremdeiweiße und Giftstoffe vernichten, stoppt dann die Krankheit. Hier ist es also umgekehrt oder jedenfalls ganz anders: Die Zellen – die Krebszellen – vermehren sich recht gesund weiter, nur eben ohne Rücksicht auf den Gesamtorganismus. Das ist aber dann keine Krankheit, oder jedenfalls nicht das, was wir sonst unter Krankheit verstehen?

Nein. Eine Krebszelle ist eine Zelle, die selbst nicht bedroht ist, sondern die nur umprogrammiert ist und deshalb dem Programm, das für den Gesamtorganismus gilt, nicht mehr gehorcht. Aber krank kann man sie eigentlich nicht nennen. Da haben Sie recht.

Dann ist also der entscheidende Unterschied: Keine Zerstörung, sondern im Gegenteil Wachstum, regelloses Wachstum. – Kann man solches Wachstum künstlich, d. h. experimentell im Labor erzeugen?

Das hat man gemacht, man hat in mehreren Fällen, vor allem in Gewebekulturen, Zellen kultiviert. Diese Zellen sind unter bestimmten Bedingungen – manchmal auch von ganz allein – auf den sogenannten Krebsstoffwechsel umgeschwenkt.

Was heißt das, auf den Krebsstoffwechsel umgeschwenkt?

Sehen Sie, es beginnt ja schon eine Art Krebswachstum, sobald Sie aus einem Organismus Zellen entnehmen, diese Zellen in einer Gewebekultur wachsen lassen, die Nährlösung ständig erneuern und dann einfach warten. Nach einer bestimmten Zeit »vergessen« diese Zellen, zu welchem Organ sie ursprünglich gehörten.

Man kann das z. B. bei Herzzellen, die aus einem bebrüteten Hühnerei entnommen wurden, beobachten. Die zeigen noch einen gewissen »Pulsschlag«, der nach einiger Zeit nachläßt. Wenn man daher Zellkulturen aus zwei verschiedenen Hühnerembryonen nebeneinander anlegt, dann »schlägt« jede in den ersten Stunden noch in ihrem ursprünglichen Herzrhythmus. Nach 24 Stunden schlagen sie gemeinsam, d. h. sie wissen nur noch, daß sie Hühnerherz-Fibroblasten sind, aber

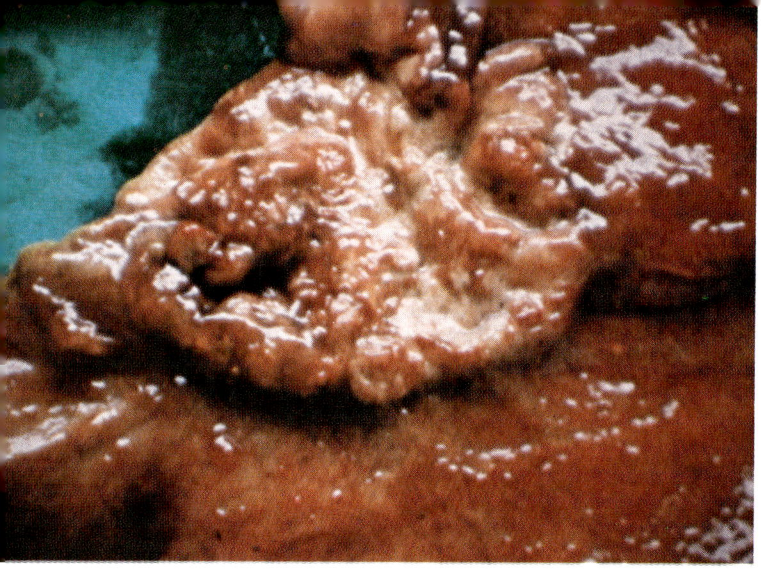

Im Gegensatz zu dem jede Form sprengenden Weiterwuchern eines Krebsgewebes

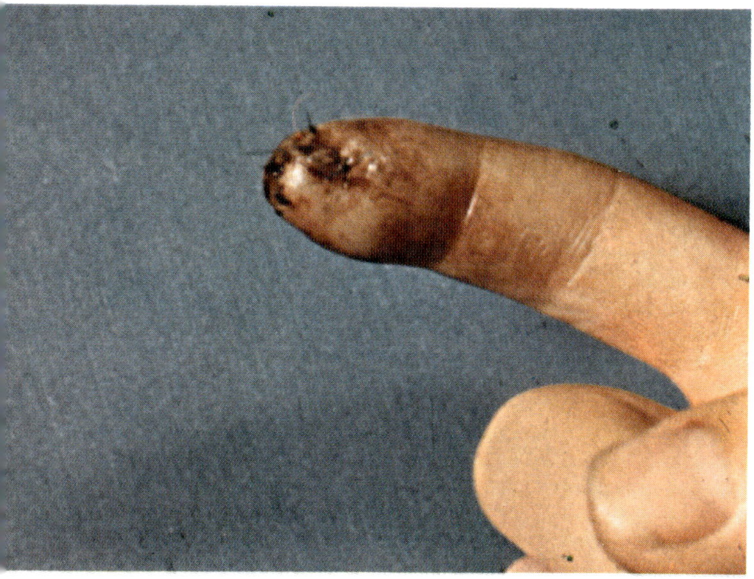

... stellen die zur Schließung einer kleinen Wunde sich teilenden Zellen ihre Vermehrung ebenso plötzlich wieder ein ...

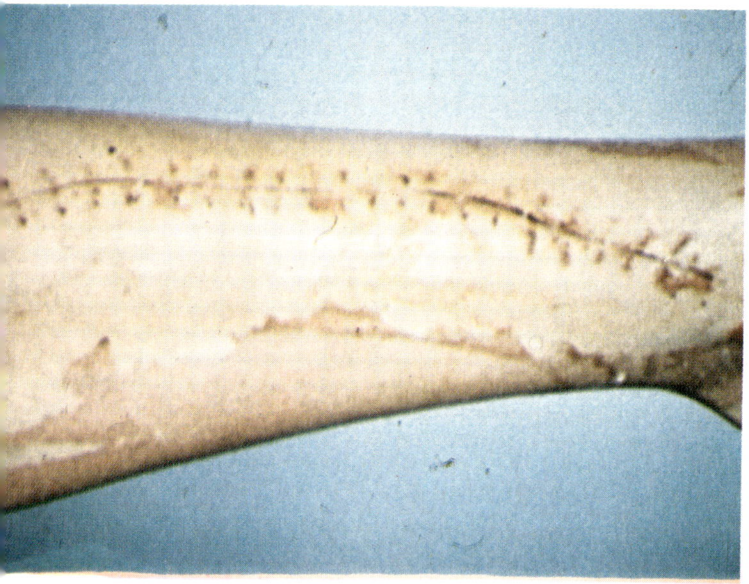

... wie nach großen Vernarbungen, sobald die ursprüngliche Form wieder hergestellt ist.

nicht mehr, von welchem Huhn. Sie schlagen also zusammen. Nach drei weiteren Tagen etwa läßt auch das nach. Dann haben sie gewissermaßen vergessen, daß sie Herzzellen waren. Dann sind sie nur noch Zellen. Und wenn man diese Zellen nun überträgt, über Monate und Jahre hinweg, immer neue Kulturen herauszieht, dann sind das eigentlich keine normalen Herzzellen im üblichen Sinne mehr, sondern sie besitzen eine Reihe von Eigenschaften, die an und für sich sonst nur Krebszellen haben.

Dann möchte ich jetzt noch einmal ganz eindeutig fragen: Der Krebs ist also im ursprünglichen Sinne keine Krankheit?

Das kommt darauf an, wie weit Sie den Begriff »Krebs« fassen wollen. Wenn Sie allein den Tumor sehen, dann ist der als Tumor natürlich recht gesund. Er ist jedoch das Symptom einer tieferliegenden Fehlleitung. Und er wird auf einmal zu einer eigenen Krankheit, wenn er mit seinen Auswüchsen und seinen nekrotischen Abbauprodukten, die für den Organismus Giftstoffe sind, in gesunde Körpergewebe hineinwächst. Aber der Tumor, die Zellwucherung selbst, ist zunächst nur das Symptom der Krebskrankheit, das Symptom eines allerdings sehr weit fortgeschrittenen Stadiums. Das Ausgangsstadium des Krebses liegt dagegen oft viele Jahre zurück. Jenes Stadium nämlich, vor dem die ersten Zellen anfangen, sich regellos zu vermehren.

Ist Krebs chaotisches Leben, das sich selbständig macht?

Man könnte sagen, daß das ein Zurückfallen in den Urzustand der Zelle ist, in einen Zustand, in dem sie sich einfach nur um ihre eigene Vermehrung kümmert. Aber darauf reagiert eben der Körper nicht spürbar, etwa durch Fieber oder Entzündungen wie sonst bei anderen Krankheiten. Dieser »Urzustand« der Zellen wird zunächst einfach zu einer Art Parallelleben neben dem normal ablaufenden Leben.

Parallel ablaufendes Leben, was bedeutet solch eine Erkenntnis für die Krebsforschung?

Wenn wir das normal ablaufende Leben in einer Zelle nicht genügend kennen, und wir kennen es wirklich noch nicht genügend, zumindest nicht in seiner Vielschichtigkeit, dann kennen wir auch das Krebsgeschehen in der Zelle nicht ausreichend. In unserer Forschung von den Lebensvorgängen befinden wir uns – um einen Vergleich heranzuziehen – im obersten Stollen eines Bergwerks, und wir müssen noch sehr viel graben und in immer tiefere Lagen hinunter, wobei wir sowohl methodisch als auch in der Erkenntnisebene jedesmal neue Erfahrungsstufen erreichen. In diesem Sinne stehen wir in der gesamten biologischen Forschung noch sehr am Anfang. Und das bezieht sich dann natürlich auch auf das parallel ablaufende Leben in den vom Krebs befallenen Zellen. Beides geht Hand in Hand. Vielleicht liegt darin auch der Grund für das bisherige Scheitern unserer Bemühungen, den Krebs zu besiegen, das alte Dilemma der Krebsforschung.

Halten wir also noch einmal fest: Die Programmsteuerung in der Krebszelle stimmt mit den anderen Zellen im Körper nicht mehr überein, das heißt, der Code der einzelnen Krebszellen ist mit dem »Gesamtprogramm Mensch«, wenn man das so sagen kann, nicht mehr koordiniert.

Richtig! Ich will Ihnen das einmal aufzeichnen. Jede Zelle hat ja ihren bestimmten Schaltplan. Da haben wir viele ineinandergreifende Kreisläufe, Zyklen, die vorwärts, rückwärts und in andere Zyklen hineinlaufen. Dieser Schaltplan ist wieder einer übergeordneten Regelzentrale unterworfen, die wir aber noch nicht kennen. Wir wissen auch nicht, warum die Dinge so und nicht anders ineinandergreifen. Offenbar fällt nun die Krebszelle aus der zentralen Steuerung heraus und beginnt ihren Schaltplan selbst zu lenken. Eine Möglichkeit, das zu erklären, wäre, daß von außen ihr Zellkern verändert wird, worauf sie der übergeordneten Regelzentrale nicht mehr gehorcht und praktisch ihren eigenen Schaltplan stöpselt.

Wäre das zum Beispiel eine Möglichkeit, das Krebsproblem neu anzugehen?

Schon, aber wir haben ja eigentlich erst jetzt diese Dimension in der Krebsforschung eröffnet. Ich meine nicht »wir«, sondern eine ganze Reihe von Forschergruppen, die in unserem »Bergwerk« eine Sohle tiefer gegangen sind.

Was können wir von den neuen Erkenntnissen erwarten?

Man bemüht sich, die Regulation, das Wechselspiel zwischen den einzelnen Zellen aufzuschlüsseln, man versucht, der interzellulären Kommunikation, also der Information der Zellen untereinander, auf die Spur zu kommen. Diese Forschungsrichtung ist noch ganz jung, sie wird sich aber sicher in wenigen Jahren an den wichtigsten Krebsforschungszentren durchsetzen.

Hat man von diesen Erkenntnissen auch für die zukünftige Krebstherapie entscheidende Fortschritte zu erwarten?

Das ist sehr wahrscheinlich. Sicher ist aber, daß diese neuen Aspekte endlich eine Möglichkeit geben, von den alten Schulen, den alten Lehrmeinungen, loszukommen. Sie ermög-

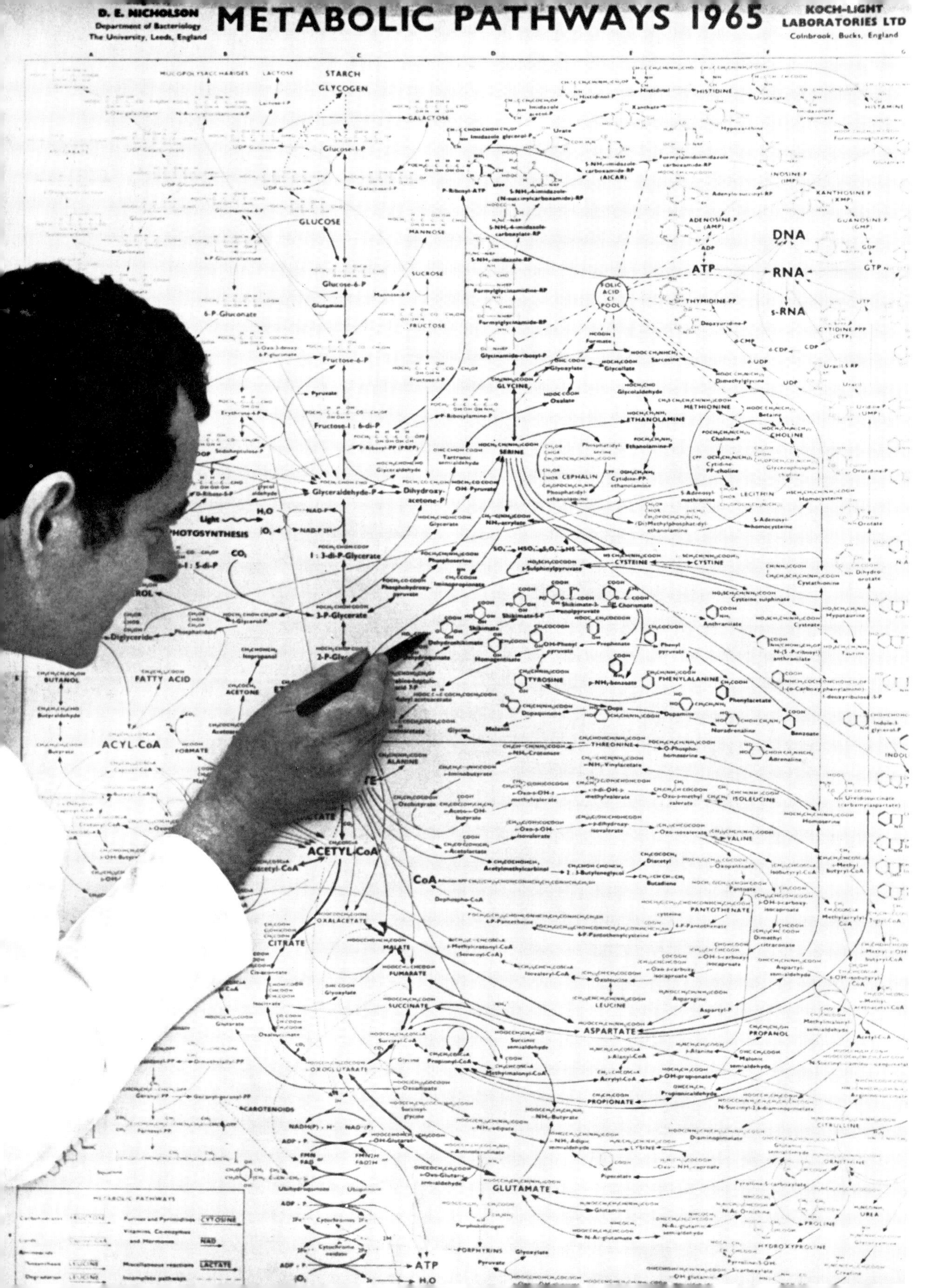

D. E. NICHOLSON
Department of Bacteriology
The University, Leeds, England
METABOLIC PATHWAYS 1965
KOCH-LIGHT LABORATORIES LTD
Colnbrook, Bucks, England
STARCH
GLYCOGEN
GLUCOSE
DNA
ATP
RNA
s-RNA
FOLIC ACID C1 POOL
SERINE
GLYCINE
METHIONINE
ETHANOLAMINE
CHOLINE
CYSTEINE
CYSTINE
PHOTOSYNTHESIS
FATTY ACID
ACYL-CoA
ACETYL-CoA
CoA
TYROSINE
PHENYLALANINE
THREONINE
ISOLEUCINE
VALINE
PANTOTHENATE
OXALACETATE
CITRATE
FUMARATE
SUCCINATE
ASPARTATE
LEUCINE
PROPIONATE
PROPANOL
LYSINE
GLUTAMATE
CITRULLINE
UREA
PROLINE
HYDROXYPROLINE
PORPHYRINS
ATP
METABOLIC PATHWAYS

Die menschliche Körperzelle beherrscht ein Programm von rund 10000 verschiedenen biochemischen Reaktionen, die alle miteinander in Verbindung stehen (Bild links). – Ein Netzwerk von sich gegenseitig regulierenden Abläufen.

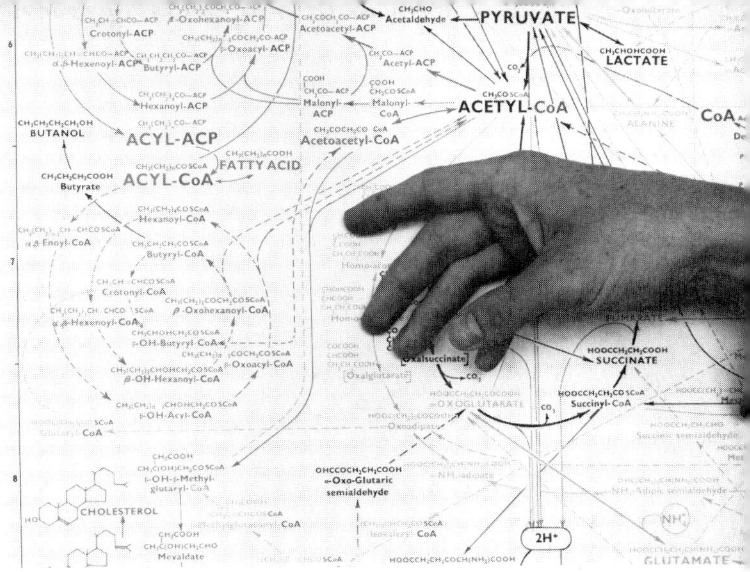

Jeder kleinste Schritt wird von einem anderen Enzym angekurbelt. Trotzdem greifen Kreisprozesse, wie hier der mit der Atmung zusammenhängende – und somit Energie liefernde Zitronensäurezyklus ständig ineinander über ...

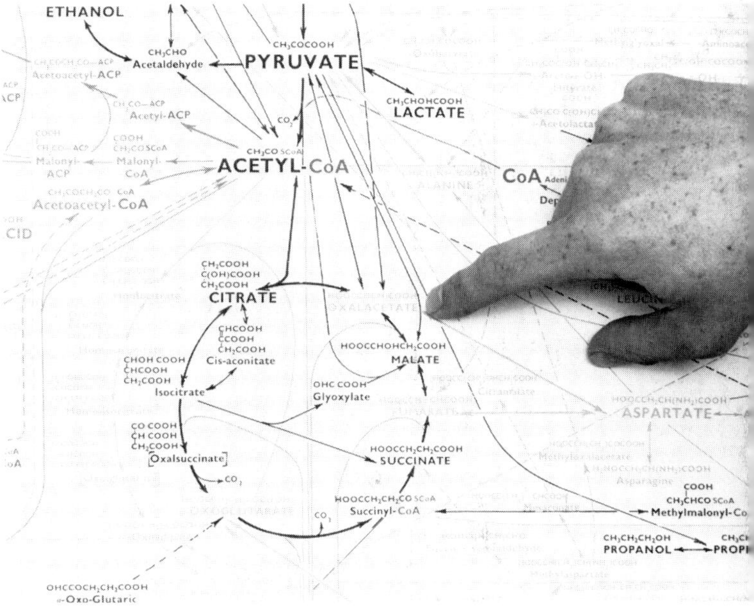

... und Aufbaumechanismen ragen in Abbauvorgänge hinein – das Ganze nach einem noch recht geheimnisvollen Plan.

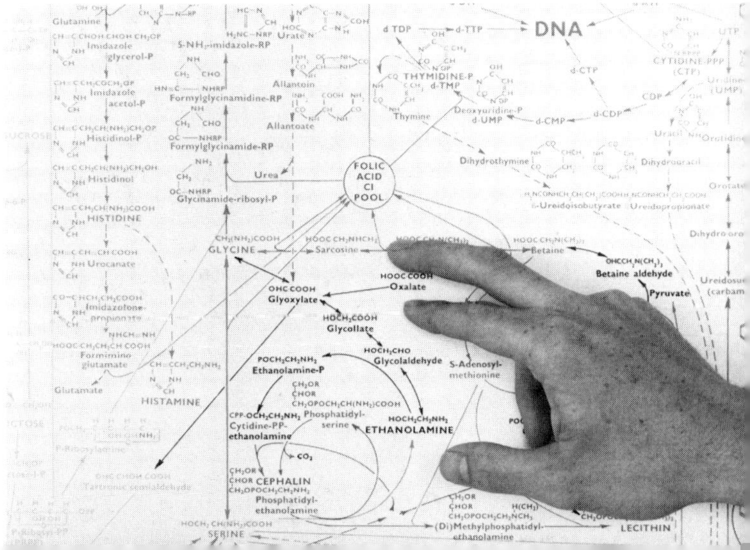

lichen neue Theorien und geben neue experimentelle Ansätze. Die alten Schulen waren ja regelrecht in eine Sackgasse geraten.

Das hängt wohl damit zusammen, daß man im wesentlichen nur von dem Endprodukt, der Geschwulst, ausging und nicht so sehr von den Ursachen?

Ja. Man war fixiert auf den Tumor. Jahrzehntelang zielte die klassische Krebsbekämpfung eigentlich immer nur auf ein Abtöten von Tumorzellen hin. Man hat nie versucht, in den Mechanismus, der dem ganzen zugrunde liegt, einzugreifen, ihn zu regulieren.

Man kannte ihn eben noch nicht. Die Zellregulation wurde doch erst in den letzten Jahren entdeckt?

Was unterscheidet Steuerung von Bekämpfung?

Ja. Auch die kannte man nicht. Deshalb ist es auch nicht verwunderlich, daß die wirklich neuen Erkenntnisse über den Krebs – die der letzten Jahre – nicht aus der therapeutisch orientierten Krebsforschung kamen, sondern aus der Molekularbiologie. Aus dem Gebiet also, das sich mit den Abläufen in den normalen Zellen befaßt.

Sie haben hier im Institut aus Pflanzen, speziell aus der Mistel, die ersten Eiweißstoffe isoliert, die krebshemmend wirken. Liegen auch diese Arbeiten auf der neuen Ebene?

Ja, natürlich. Zumindest befinden wir uns damit auf einem der Wege, die weniger auf eine Zerstörung als auf eine Steuerung des Zell-Lebens hinzielen. Natürlich stehen wir erst am Anfang eines solchen Weges.

Kann man denn tatsächlich nachweisen, daß diese Eiweißstoffe in den Krebsvorgang, und zwar speziell in die Steuerungsvorgänge innerhalb der Zellen eingreifen?

Das wollen wir ja gerade mit diesen Versuchen tun. Diejenigen unserer Eiweißstoffe, unserer Proteine, die im Tierversuch das Wachstum von Tumoren verzögern, oder besser deren Wirkung, verfolgen wir jetzt mit Hilfe radioaktiv markierter Substanzen, um zu sehen, wie sie das machen. Die markierten Substanzen sind normale Zellprodukte, die sich jedoch unter der Einwirkung dieser Proteine völlig anders verhalten, anders umsetzen, anders abgebaut werden als normalerweise. Und da sie radioaktiv sind und somit überall aufspürbar, können wir ihr Schicksal genau verfolgen. Eines aber wissen wir schon, daß nämlich wenige Moleküle von diesen Proteinen, etwa ein Millionstel Gramm pro Kilogramm Tier ...

Das ist ja ungeheuer wenig!

... daß die für eine Hemmwirkung ausreichen. Doch wenn so wenig Materie für einen Effekt genügt, kann das eigentlich nur noch über eine Beeinflussung des Steuerprogramms einer Zelle funktionieren. Denn mit so geringen Mengen, mit so geringen Kräften, kann man relativ große Massen eben nicht mehr direkt, sondern nur durch Steuerung beeinflussen. Wenn Sie selbst zum Beispiel eine vergleichsweise große Masse, etwa einen beladenen Lkw, aufhalten wollen, weil er die falsche Richtung hat, dann können Sie das auf direkte Weise nur durch sehr große Kräfte bewerkstelligen. Wenn Sie ihn dagegen durch Steuerung an die richtige Stelle bringen wollen, dann genügt ein leichter Druck mit der Hand.
Über die genaue Wirkungsweise unserer Substanzen wissen wir allerdings immer noch sehr wenig, z. B. ist noch nicht sicher, ob diese Proteine überhaupt in die Zelle eindringen

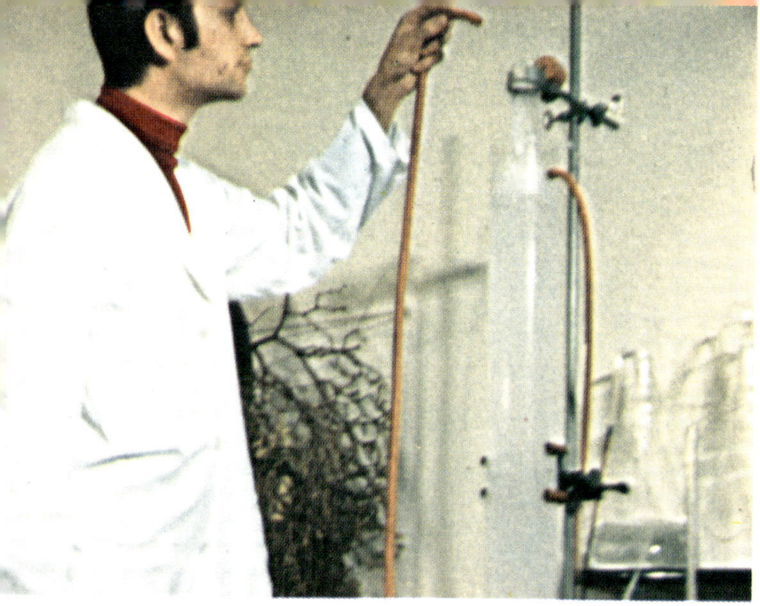

Vorbereitung einer Säulen-Chromatographie an Dextran-Gel zur Trennung der aus der Mistel gewonnenen Proteine.

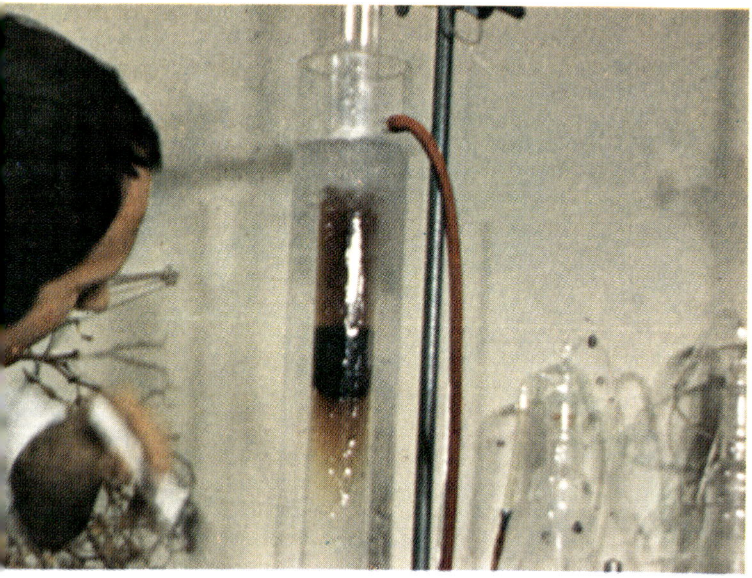

Die Einzelbestandteile der auf die Säule gesetzten braunen Proteinmischung werden durch nachfolgende Salzlösungen verschieden schnell durch das Gel getrieben ...

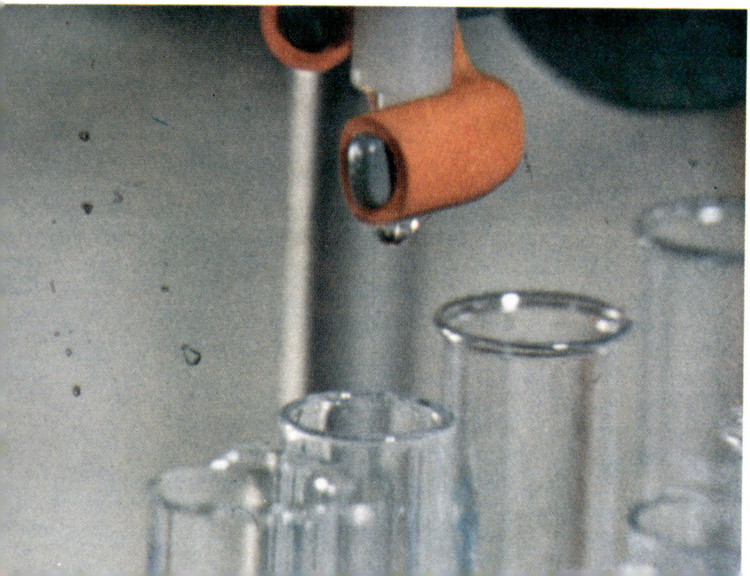

... und tropfen, auf diese Weise voneinander getrennt, nacheinander aus der Säule.

oder ob sie nur über die Zellwand ihre Impulse geben. Auf der anderen Seite konnten wir schon zeigen, daß sie auf irgendeine Weise die Übertragung des genetischen Code in der Krebszelle so beeinflussen, daß eine Reihe von Texten nicht abgelesen wird.

Das weiß man ganz sicher?

Zumindest, daß die Informationsübertragung bei Krebszellen im Tiertumor beeinflußt wird. Das können wir messen.

Zu Beginn unseres Gesprächs sagten Sie, daß der genetische Code, der die Zellen steuert, bei allen Lebewesen der gleiche sein muß.

Ja. Das ist eine Grundbedingung für die Entwicklung der Arten.

Das heißt, daß zumindest was die Zellen betrifft eine sehr große Verwandtschaft zwischen Mensch und Tier bestehen muß. Läßt sich daraus folgern, daß Stoffe, die bei Tieren krebshemmend wirken, die gleiche Wirkung auch beim Menschen zeigen?

Das kann man nie ohne weiteres folgern. Denn wenn auch der Code verwandt ist, so gibt es dennoch sehr große Unterschiede, so wie sich die Lebewesen ja auch äußerlich unterscheiden. Verwandtschaft heißt ja auch hier nur Ähnlichkeit, Übereinstimmung in Grundprinzipien, nicht mehr. Doch um Ihre Frage zu beantworten: Natürlich werden die Substanzen, sobald sie sich dafür eignen, auch beim Menschen klinisch geprüft. Dann werden wir sehen, ob sie auch dort eine falsche Programmierung gezielt unterbinden können, bzw. den Organismus in die Lage versetzen, dies zu tun.

Wichtig finde ich zunächst, daß überhaupt erst einmal von möglichst vielen Seiten eine Bresche in diese neue Dimension der Zellregulation, also des Aufdeckens und Zudeckens von Zellinformation geschlagen wird. Allein schon, damit man lernt, was auf dieser neuen Ebene der Steuerung pharmakologisch überhaupt möglich ist.

Wenn die Kenntnis dieses genetischen Code, der Erbinformation in der Zelle und ihrer unterschiedlichen Nutzung für die Krebsforschung so entscheidende Bedeutung gewonnen hat, drängt sich die Frage auf: Sind das bisher nur Theorien oder hat man schon Beweise, daß Krebszellen ganz andere Informationen aus dem Gesamtcode ablesen.

Doch, die hat man.

Konnte man z. B. den Beweis erbringen, wie es sich mit diesem verborgenen Code verhält, bzw. ob es überhaupt einen gibt?

Dazu gibt es sogar sehr schöne Experimente. So hat z. B. der Amerikaner Gurdon 1966 im »Scientific American« eine Serie von Experimenten publiziert. Darin wird beschrieben, wie er zunächst den Kern und damit die genetische Information einer Eizelle eines Frosches zerstört hat. Danach hat er in diese leere Eizelle den Kern einer Darmzelle eines Frosches eingepflanzt. Damit enthielt die Eizelle das Programm einer Darmzelle. Nun ließ man diese neue Eizelle sich teilen und wachsen. Und dabei entstand dann nicht etwa eine Ansammlung von Darmzellen, sondern wieder ein ganz kompletter Frosch.

Ein lebensfähiger Frosch?

Sogar ein zeugungsfähiger Frosch!

Das ist ja unglaublich! Aus einer Darmzelle ein ganz neuer Frosch?

Ja. Dieses Tier hat zu seiner Ausbildung tatsächlich nur den Kern einer Darmzelle zur Verfügung gehabt, aber darin war eben immer noch das Programm des gesamten Organismus gespeichert. In der Zeit, in der dieser Kern noch Darmzelle war, waren all die anderen Teile seines Programms »Frosch« lediglich verborgen, zugedeckt. Nach ihrer Wiedererweckung im Innern der Eizelle kamen sie dann wieder voll zum Ausdruck.

Gibt es noch weitere Hinweise dieser Art?

Sicher. Das Experiment mit dem Frosch war ja nur ein Beweis dafür, daß die verschiedenen Zellen eines Organismus immer noch den Plan des Gesamtorganismus enthalten.
Nun gibt es noch etwas ganz anderes. Sie kennen vielleicht den Axolotl. Das ist ein Amphibium, das normalerweise im Kaulquappenzustand lebt. Wenn man diesem Tier ein Schilddrüsenhormon injiziert, dann macht es eine Metamorphose, eine Verwandlung durch. In dem Erbmaterial werden also bisher zugedeckte Texte abgelesen. Oder anders gesagt: in dem erwähnten »Buch des Lebens«, das in allen Zellen steckt, werden ein paar neue Seiten aufgeschlagen und andere zugedeckt. So entwickelt sich aus diesem Tier plötzlich ein völlig anderes. Es bekommt Füße und Beine, der Schwanz verändert sich, die Kiemen bilden sich zurück, und es entsteht eine Art Landtier, und zwar ein Tier, das es normalerweise überhaupt nicht gibt.

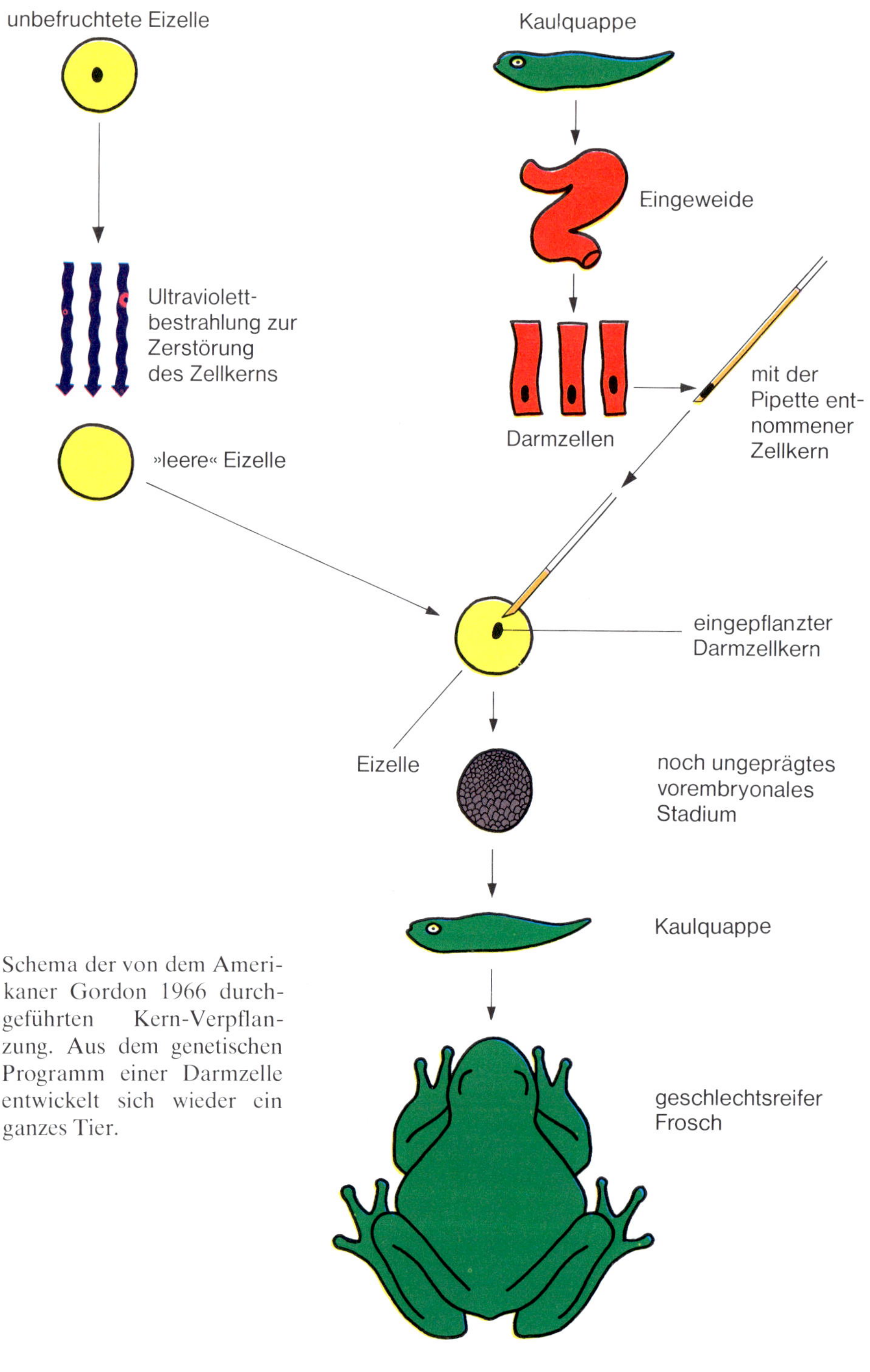

Schema der von dem Amerikaner Gordon 1966 durchgeführten Kern-Verpflanzung. Aus dem genetischen Programm einer Darmzelle entwickelt sich wieder ein ganzes Tier.

Xenopus laevis, ein südafrikanischer Klauenfrosch, mit dessen Darmzelle (aus der Kaulquappe entnommen) das Experiment durchgeführt wurde.

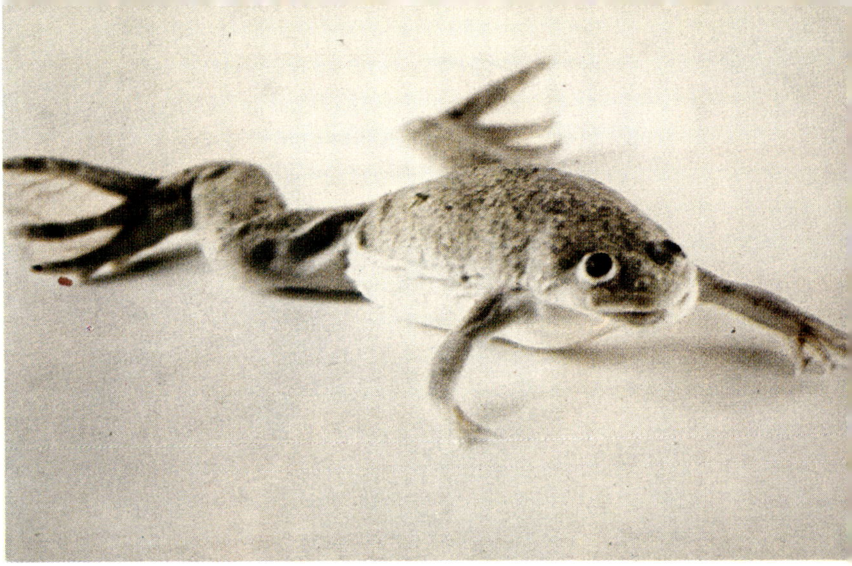

Der Kern der Darmzelle enthielt noch das gesamte Programm, das nach seiner Wiedererweckung und entsprechender Teilung und Vermehrung . . .

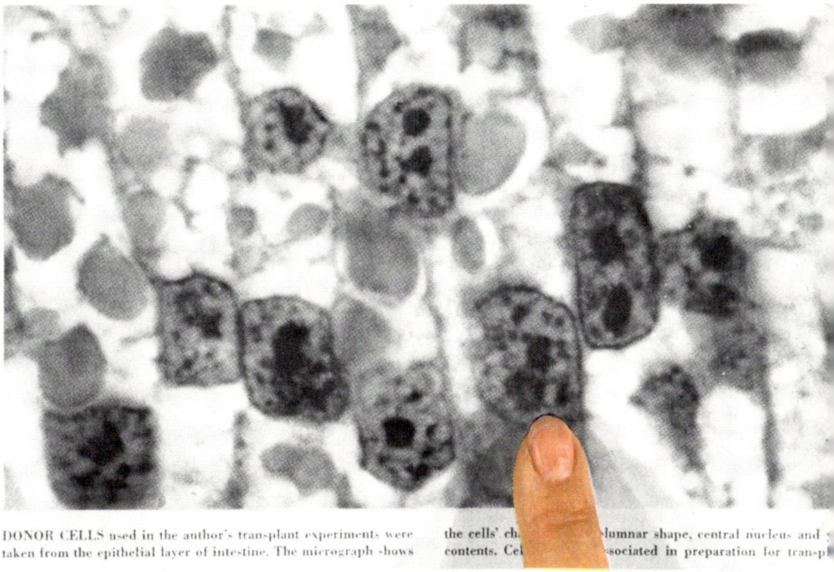

. . . nicht etwa eine Zusammenballung von Darmzellen, sondern wieder einen kompletten Frosch entstehen ließ.

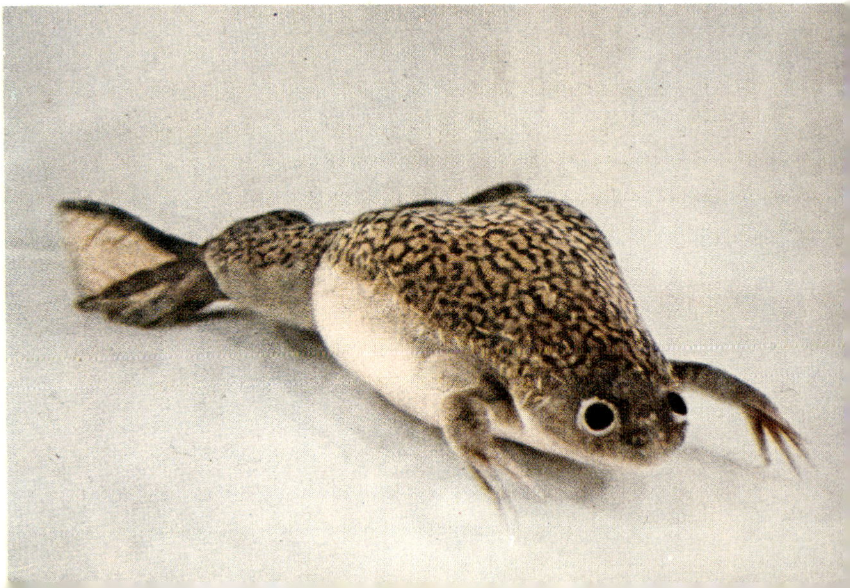

Das klingt ja schon fast wie Zauberei.

Das ist allerdings schon sehr lange – etwa seit 40 Jahren – bekannt. Aber erst mit unserem heutigen Wissen von der Information in den Chromosomen kann man dieses Phänomen erklären. Man weiß jetzt: offenbar ist hier ein Evolutionszustand, der zwar schon in den Chromosomen programmiert war, aber noch latent, verborgen, durch einen Auslöser geweckt worden. Und der wird nun abgelesen.
Das wäre also ein Beispiel für eine verborgene Evolutionsstufe, vielleicht für eine zukünftige, vielleicht auch für eine vergangene. Das weiß man nicht so genau.

Das sind zwei ganz erstaunliche Beispiele für das Geheimnisvolle, man könnte fast sagen Gespenstische dieses Informationsbereichs.

Da wäre noch ein drittes Beispiel, das zwar nichts mit verborgenen Programmen zu tun hat, dafür aber mit der Verständigung verschiedener Programme unter sich. Es ist möglich nachzuweisen, daß sich Zellen – und zwar Embryonalzellen, wachsende Zellen – verständigen können, auch wenn sie von ganz verschiedenen Tieren stammen. Man entnimmt aus der Gebärmutter einer schwarzen Mäuseart Zellen, die gerade begonnen haben sich zu teilen, also im ganz frühen Embryonalzustand. Diese Zellen bringt man dann mit ebensolchen Zellen zusammen, die von einem weißen Mäusepaar stammen. Man legt also eine Zellkultur an, um sie aneinanderwachsen zu lassen. So entsteht zunächst eine weiße Zellgruppe neben einer schwarzen Zellgruppe. Wenn das Ganze nun zu einem neuen Zellhaufen zusammengewachsen ist, kann man diesen wieder implantieren, wieder einpflanzen, etwa in die empfangsbereite Gebärmutter einer dritten Maus. Dort kann dann dieses Agglomerat von Zellen weiterwachsen. Und was entsteht daraus? Nicht etwa zwei verschiedene Mäuse, sondern eine einzige Maus – doch mit Zebrastreifen!

Das heißt also, jede der Zellen der weißen Mausart »weiß« im Grunde genommen auch das, was die Zellen der schwarzen Mausart tun. Sonst würden sie ja nicht ganz verschiedene Bereiche des gemeinsamen Organismus übernehmen – und zwar so, daß nachher wieder eine richtige Maus gebildet wird. Das Prinzip »Maus« setzt sich also durch.

Was wäre nun der Unterschied, wenn man die beiden Mäuse miteinander kreuzen würde?

Auf normale Art und Weise? Dann gäbe es keine Streifen, sondern die beiden Keimzellen, z. B. von einer schwarzen Mutter und einem weißen Vater, würden zusammen ein befruchtetes Ei mit gemischtem Chromosomensatz bilden. Das würde entweder graue Mäuse ergeben, oder auch eine schwarze und eine weiße, je nachdem, welche Merkmale dominant sind, d. h. ob sich das Programm »weiße Maus« oder »schwarze Maus« durchsetzt. Keinesfalls aber eine Maus mit Zebrastreifen.

Bewußtseinserweiterung durch Aufdecken von Zellinformationen

Das sind tatsächlich ganz neue Einblicke in völlig unterschiedliche Bereiche der Zellinformation.

Ja, es zeigt zumindest, daß eine übergeordnete Planung vorliegt, der solche Zellen offenbar gehorchen.
Das geht natürlich noch weiter, bis in den geistigen Bereich hinein. Auch dort kennen wir ein ähnliches Aufdecken verborgener Möglichkeiten. Schweizer Wissenschaftler haben da z. B. ein Experiment mit LSD, d. h. mit einem LSD-ähnlichen Stoff gemacht, mit Psylocibin. Man gab Versuchspersonen einen Text zu lesen, bei dem das obere Dreiviertel aller Buch-

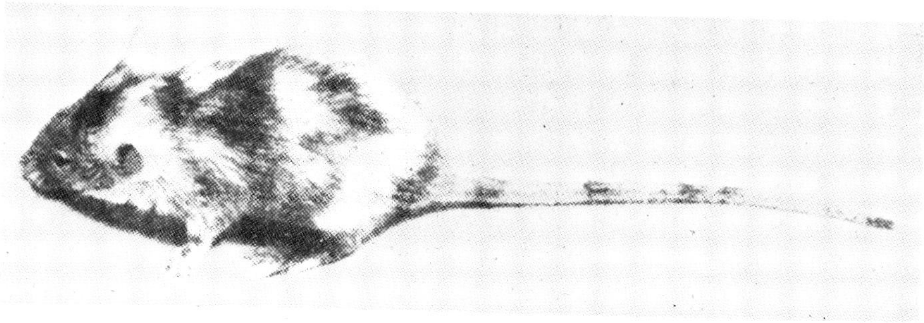

Abbildung einer »Zebra«-maus aus der Originalveröffentlichung in der Zeitschrift »Nature«. Das Tier entstand durch künstliche Aneinandersetzung frühwachsender vorembryonaler Zellen verschiedener Elternpaare in der Gewebekultur und Wiedereinpflanzung in einen Uterus.

A

So that we can think of an alpha-particle as held to the rest of the nucleus much as a single molecule is held in a drop of liquid; but if it gets a short step away the attractive forces become ineffective and it then flies off, repelled by the electric forces. Now if we were trying to account for the behaviour in terms of classical dynamics, we should say that the emission of an alpha-particle is like the evaporation of a molecule from the liquid. Any molecule

B

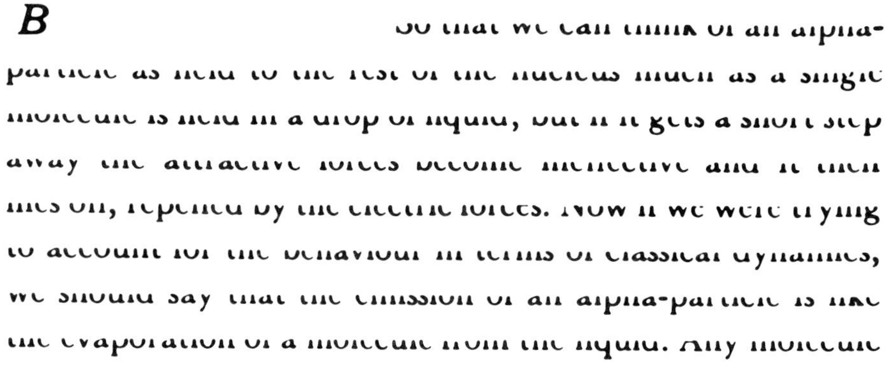

C

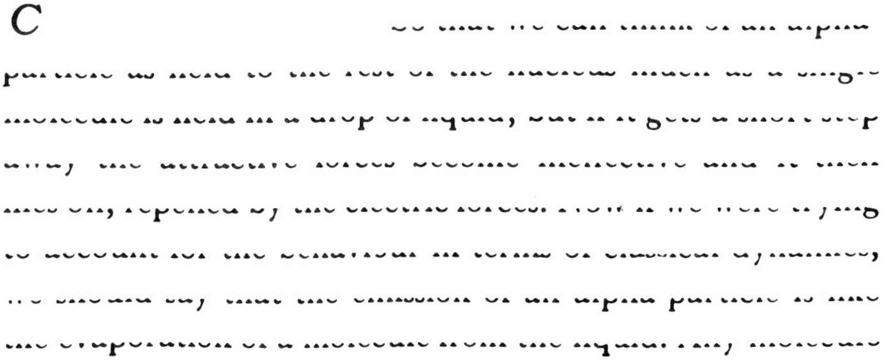

Versuchspersonen wurde ein vorher nicht bekannter Text zu lesen gegeben, dessen Zeilen zur Hälfte bzw. zu Dreiviertel abgedeckt waren. Selbst der letztere (c), den normale Kontrollpersonen in keinem Fall entziffern konnten, wurde auf Anhieb von Personen gelesen, deren Gehirnaktivität durch Verabfolgung von 15 mg Psilocybin (einer LSD-ähnlichen Droge) entsprechend verändert war.

staben abgedeckt war. Sie konnten also von jeder Zeile nur gerade das untere Viertel sehen, das sieht aus wie arabische Schrift. Normalerweise kann das kein Mensch lesen. Die Versuchspersonen konnten es auch nicht. Nun gab man einer anderen Gruppe von Versuchspersonen 15 mg von der Substanz Psylocibin, und nun geschah etwas sehr Eigenartiges. Mit dem Einsetzen der Wirkung lasen sie diesen Text, den sie vorher noch nie gesehen hatten, auf Anhieb. Offenbar hatte die Droge Kombinationsmöglichkeiten, also geistige Möglichkeiten freigelegt, die normalerweise nicht in Erscheinung treten. Man könnte sie vielleicht mit den ungeheuer raschen Abtastprozessen eines Computers vergleichen. Die Versuchspersonen hatten offenbar alle Buchstaben, die für die noch gerade erkennbaren Bögen und Striche in Frage kamen, ganz schnell abgetastet und sofort zu dem möglichen Sinninhalt in Beziehung gesetzt. Alles in Sekundenschnelle. Ganz unbewußt wurde das Fehlende ergänzt, wie gesagt, so als ob plötzlich ein kleiner Computer freigelegt worden wäre, der diese Kombinationsfähigkeit hat.

Im normalen Zustand kann man wahrscheinlich nur die volle Zeile ohne Schwierigkeiten lesen?

Vielleicht auch noch eine zur Hälfte abgedeckte Zeile, wenn man mit dem Sinn des Textes etwas vertraut ist, aber auch dann nur sehr langsam. Ist aber noch mehr von der Schrift zugedeckt, so ist ein Lesen praktisch unmöglich.

Solche Beispiele legen doch den Verdacht nahe, daß alle überhaupt in Frage kommenden Lebensvorgänge programmiert sein könnten, und daß solche in die Zelle geschleusten Chemikalien gewissermaßen wie Lochkarten wirken. Sind damit letzten Endes vielleicht auch zukünftige Entwicklungen festgelegt, sozusagen zwingend vorprogrammiert?

Nein, durchaus nicht, denn alle diese Experimente zeigen ja, daß trotz allem aus dem ungeheuren Vorrat an Texten in uns immer nur ein ganz winziger Teil abgelesen wird. Und da die Auswahl sehr groß ist, ist auch die Freiheit sehr groß.

Es ist also für die Zukunft noch sehr viel zu erwarten?

Das wäre möglich.

Immerhin sind wir doch der Meinung, daß der Mensch, wie er heute lebt, schon ein sehr weit entwickeltes Wesen sei. Das stimmt doch?

Es kommt darauf an, wie man es sieht. Auf dem Planet Erde, mit seiner heutigen Zivilisation, scheint er äußerlich hoch entwickelt. Aber nach den Kombinationsmöglichkeiten, die im genetischen Code enthalten sind, könnten wir noch sehr am Anfang stehen.

Wenn man also an die vielen Seiten, an den Platz denkt, der in dieser Bibliothek des Lebens noch frei ist, noch völlig ungenutzt, dann ist die Entwicklung nicht abzusehen?

Vieles weist darauf hin. Doch das sind noch Hypothesen. Was wir heute wissen, ist nur die Tatsache, daß dieser Code Millionen Lebensvorgänge steuern kann. Also die Abstimmung der Zellen untereinander, das Wachstum usw.

Wie unterscheidet sich normale von anormaler Zellteilung?

Wachstum heißt Zellteilung. Und Zellteilung kann sehr verschiedene Aufgaben erfüllen. Z. B. die Entwicklung des Körpers bis zur vollen Größe des einzelnen Menschen. Auswech-

seln der abgestorbenen Zellen. Schließen einer Wunde. Aber auch normale Teilung zur Vermehrung von Muskelzellen...

... Zum Beispiel, wenn man sich sportlich in Höchstform bringen will oder auch angestrengt körperlich arbeiten muß. Eine solche Anforderung löst die begrenzte Vermehrung von Zellen in den beanspruchten Muskeln aus. Freilich sind das dann Zellen, die sich im Mikroskop nicht von ihrer Umgebung unterscheiden, während Krebszellen meist ganz anders aussehen. Darauf beruht ja die Möglichkeit der Früherkennung durch Zellabstriche. Beim Krebs ist ja der Zellkern betroffen bzw. verändert, und die Störung des Code bewirkt einen anderen Stoffwechsel in der Zelle und auch eine andere Form.

Wie bei einem Erbschaden? Da findet man doch auch diese Veränderungen in den Chromosomen, also im Zellkern und seinem Code...

Nein, da muß man wesentliche Unterschiede beachten. Um es gleich richtigzustellen: Bei einem Erbschaden sind erstens alle Zellen des Körpers gewissermaßen auf den Schaden programmiert. Alle haben das falsche Programm, wenn man so will. Die Information, die Verständigung der Zellen untereinander stimmt jedoch, unabhängig davon, ob das Kind oder der Mensch lebensfähig sind oder nicht. Zweitens zeigen diese Zellen deshalb auch gegenüber allen Störungen, gegenüber Krankheiten und sonstigen Einflüssen ausnahmslos alle die gleichen Reaktionen, die gleichen Abwehrtendenzen.
Bei den Krebszellen ist das völlig anders. Nur sie werden verändert, die anderen Körperzellen dagegen nicht. Die Verständigung mit diesen ist unterbrochen und auch die Reaktion auf äußere Einwirkungen ist bei ihnen anders als beim übrigen Körper.

Der mexikanische Axolotl, ein im Wasser lebendes Amphibium . . .

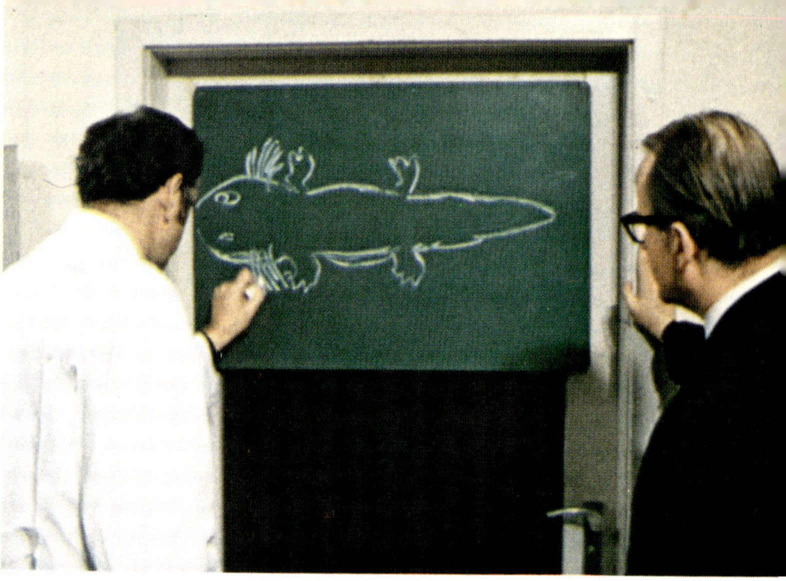

. . . mit Ruderschwanz und ausgeprägten Kiemen . . .

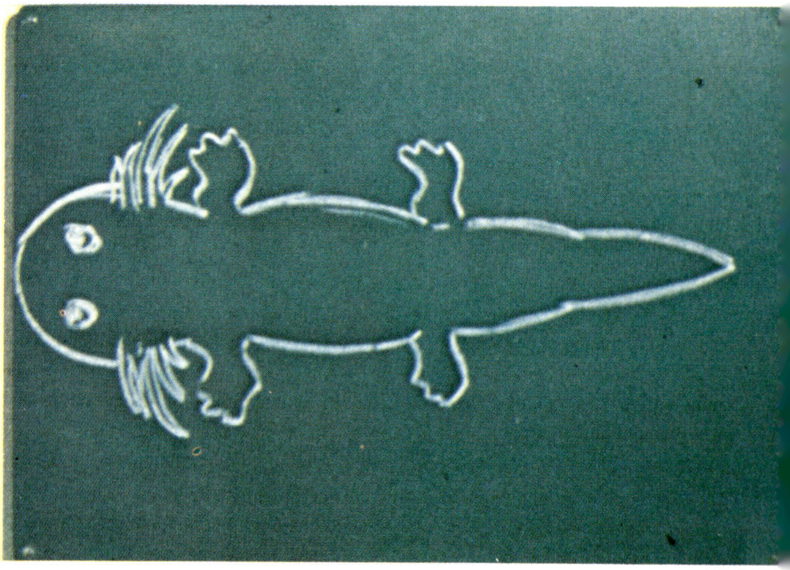

. . . verändert nach Verfütterung von Thyroxin, einem Schilddrüsenhormon, seine gesamte Gestalt.

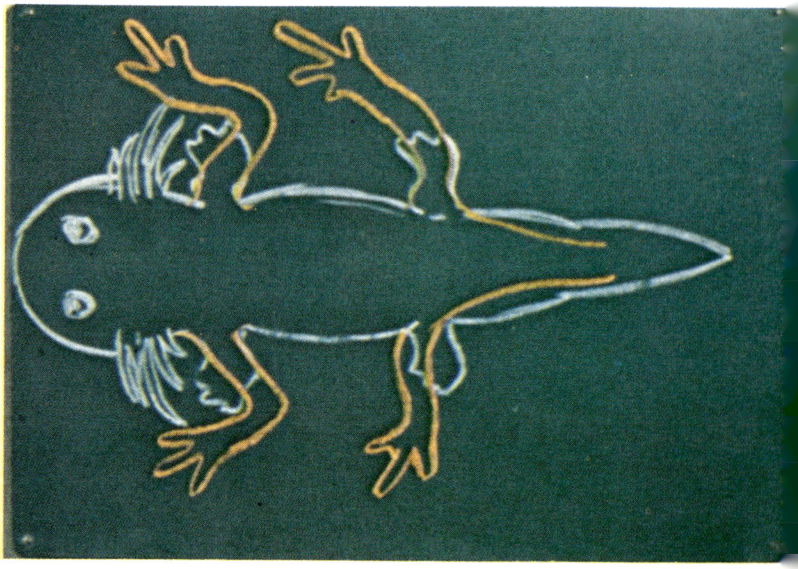

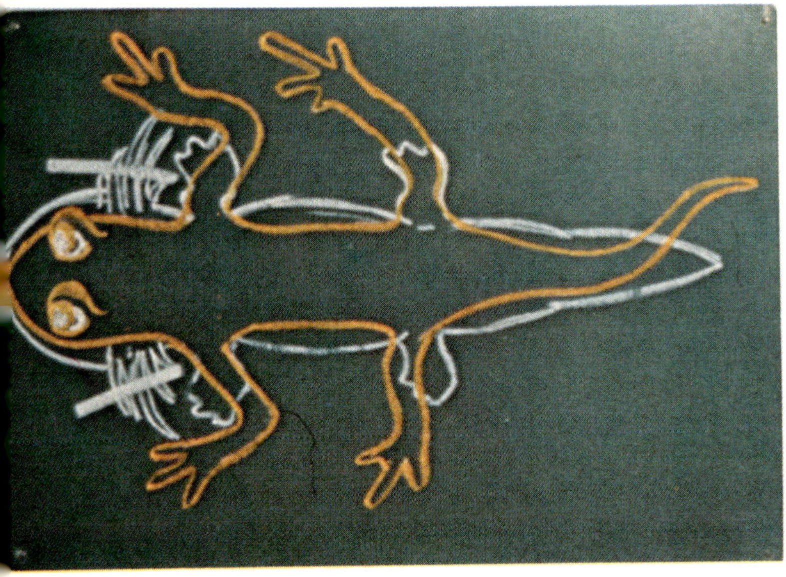

Beine und Füße prägen sich aus, Schwanz und Kiemen bilden sich zurück, die Augen treten hervor . . .

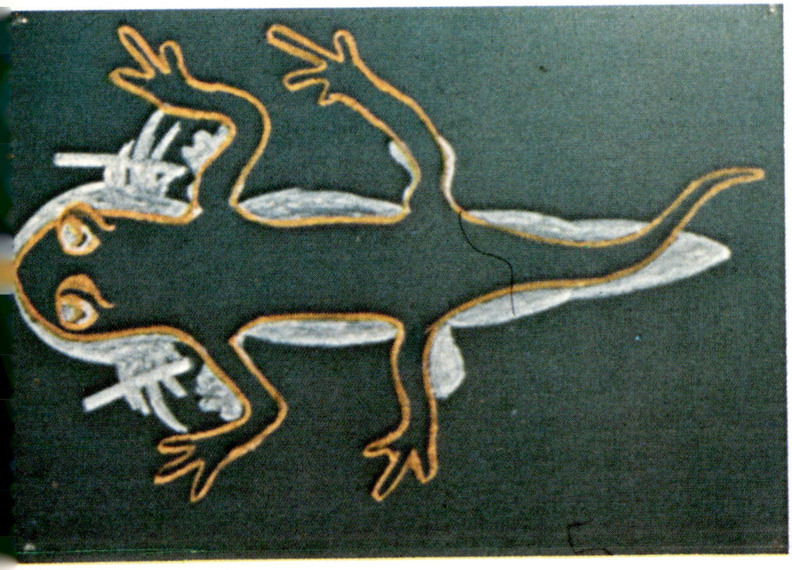

. . . und es entsteht daraus ein lurchartiges Landtier . . .

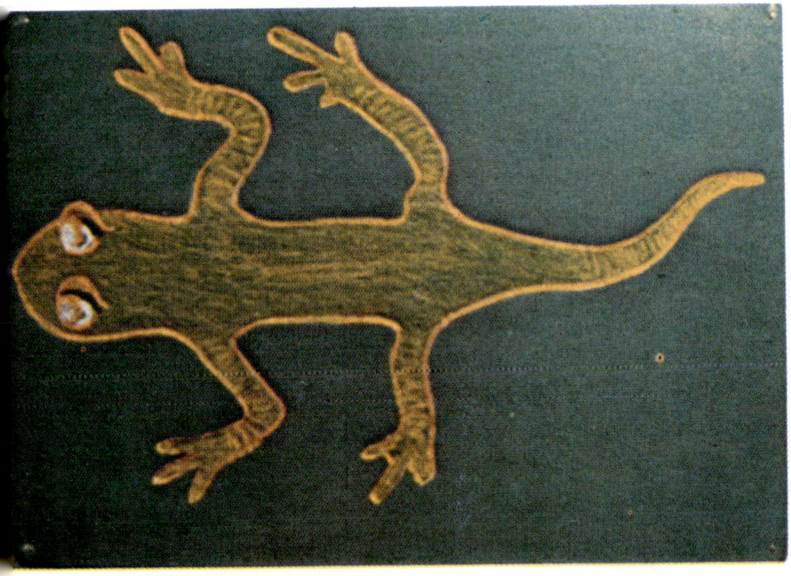

. . . das es eigentlich gar nicht gibt.

Wo an den Krebszellen tritt nun diese Veränderung gegenüber den anderen Körperzellen ein?

Das ist eine Änderung entweder in der Grundinformation dieser Zellen oder auch nur in der Informationsverarbeitung.

Kann man das irgendwie veranschaulichen?

Versuchen wir einen Vergleich mit der Technik, um ein wenig die Größendimensionen zu überwinden und an bekannte Dinge zu erinnern. Das ist ja bei der Zelle durchaus möglich. So kann man ihren Kern mit einer Druckerei oder mit einem Rundfunksender vergleichen. Mit ihren vielen Strukturelementen und den Hunderttausenden von Stoffwechselabläufen, die sich in der Sekunde darin abspielen, kann man sie selbst mit einer großen Fabrik vergleichen, deren zahllose Arbeitsgänge nahtlos ineinanderfließen müssen, wenn die Produktion klappen soll ...

Eigentlich erstaunlich, wenn man bedenkt, daß eine Zelle so winzig klein ist, daß man sie nur unter stärkster Vergrößerung erkennen kann und daß ihre Einzelteile überhaupt nur im Elektronenmikroskop sichtbar werden!

Wie kann man den Krebsprozeß durch Analogien veranschaulichen?

Das stimmt. In einen Stecknadelkopf gehen etwa hunderttausend Zellen. Aber trotzdem spielt sich in jeder von ihnen so unerhört viel ab. Deshalb bringe ich ja diesen Vergleich. Wenn man also den Zellkern, unsere Erbinformation, wenn man diese riesige Informationszentrale mit einem Sender vergleicht, dann gibt es auch ähnlich viele Möglichkeiten, warum eine Nachricht nicht oder verfälscht ankommt und dementsprechend falsche Reaktionen auslöst. Die Störung kann am Sender selbst (an den Genen) ihre Ursache haben, in Störsendern (cancerogenen Substanzen), in Gewittern (Stoffwechselstörungen) und anderen äußeren Einflüssen, die die Übertragung verzerren. Solche Störungen kann der Körper relativ leicht erkennen und bekämpfen. Etwas ganz anderes ist es dagegen, wenn die Störung aus der Sendezentrale kommt, von der Programmdirektion, von der Redaktion, die die Texte schreibt. Zum Beispiel indem ein Redakteur durch die Anwesenheit eines Fremden gezwungen wird, seine Arbeit einzustellen, zu verändern, oder wenn ein eingeschleuster falscher Redakteur selbst am Werk ist...

... Das erinnert an Agententätigkeit.

Ganz recht, der Körper erkennt ja auch lange Zeit diese Agententätigkeit, also das Krebsgeschehen nicht, jedenfalls nicht der Körper eines Krebskranken, eines Krebsanfälligen. Ein gesunder Körper würde diesen falschen Redakteur vielleicht sofort an seinem anderen Vokabular erkennen und ihn rausschmeißen.

Was ist ein Virus?

Wie sieht das nun biologisch aus? Was geschieht da am Zellkern?

Eine Möglichkeit wäre, daß die Erbinformation verändert wird. Das kann z. B. durch einen Virus geschehen, der das Programm verfälscht.

Ein Virus? Da muß ich gleich einmal fragen: Was ist eigentlich ein Virus?

Ein Virus entspricht einem versprengten Stück eines Chromosoms, also, wenn Sie so wollen, einem Teil einer Sendeanstalt, einem Redaktionsprogramm beispielsweise.

Wie groß ist denn so ein Stückchen?

Der ganze, in den Chromosomen einer Zelle verschlungene Nukleinsäurefaden wäre aufgewickelt zirka einen Meter lang. Und Viren sind eben umherirrende Nukleinsäurestückchen von derselben biochemischen Beschaffenheit wie der Inhalt dieser Chromosomen, wie diese DNS-Fäden. DNS, das ist eine Abkürzung für Desoxyribonukleinsäure. Daneben gibt es noch RNS-Viren (das kommt von Ribonukleinsäure), die stehen in der Informationshierarchie, also in der Befehlsgebung, eine Stufe tiefer.

Da muß ich noch einmal fragen, ob ich das richtig verstanden habe: Das Chromosom in einer so winzigen Zelle, die man nur unter dem Mikroskop sehen kann, soll einen Meter lang sein und darin Platz finden? Das scheint doch fast nicht möglich!

Nein, nicht das Chromosom ist einen Meter lang, sondern die zusammengerollten Nukleinsäurefäden, aus denen die Chromosomen bestehen. Und das sind eben unvorstellbar dünne Fäden, zu Paketen und Bündeln gewickelt, so daß ihre Gesamtlänge etwa einen Meter beträgt. Das kann man errechnen. Und ein Krebsvirus ist mit einem kleinen Stückchen eines solchen Fadens vergleichbar, etwa mit einem Zehntausendstel oder einem Millionstel der Länge eines DNS-Fadens. Sie müssen sich das so vorstellen, daß sich in einer Strecke von 25 Kilometer Länge – das entspräche jetzt der Länge des gesamten DNS-Materials einer menschlichen Zelle bei einer Dicke von einem zehntel Millimeter – daß sich in diesen 25 Kilometern einige Millimeter eines krebs-

Elektronenmikroskopische Aufnahme eines Virus (Bakteriophage T-4) mit ausgestrecktem Schwanzteil, dessen optisches Diffraktions-»pattern« rechts dargestellt ist (200 000fache Vergrößerung).

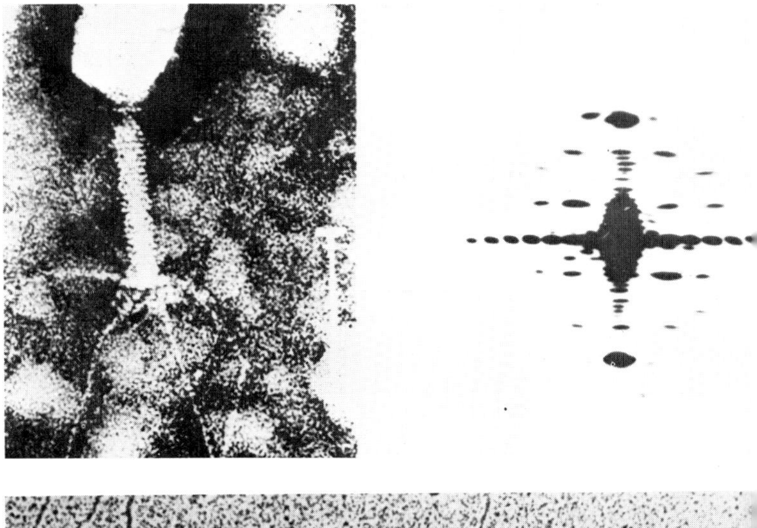

Diese ungewöhnliche Aufnahme eines geplatzten Virus mit seinem herausgequollenen und auseinandergerollten Genmaterial dokumentiert die große Länge – und gleichzeitig die außerordentliche Dünne eines Nukleinsäurefadens (80 000fache Vergrößerung).

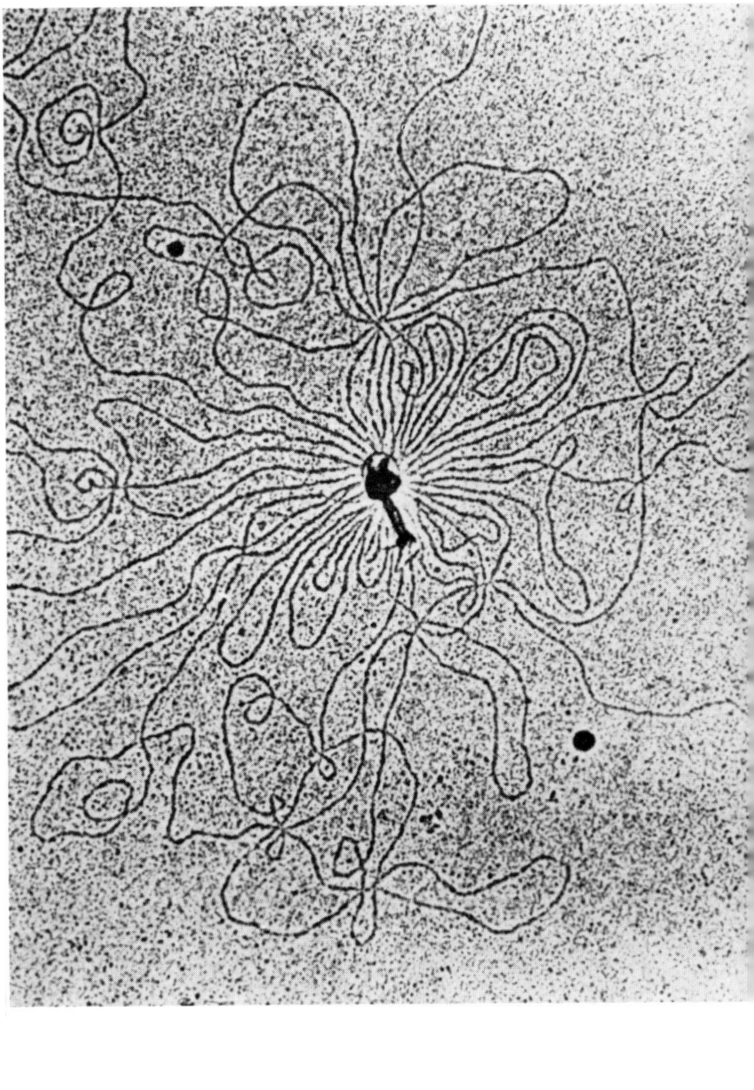

erzeugenden Virus eingeschlichen haben. Das gibt auch einen deutlichen Hinweis auf die Probleme, die sich auf diesem Gebiet der Krebsforschung stellen, nämlich, diese wenigen Millimeter aufzuspüren und dann schließlich zu identifizieren.

Nur wenige Millimeter innerhalb einer Strecke von 25 Kilometern verändert? Wie sind denn daran gemessen die furchtbaren Auswirkungen beim Krebs überhaupt zu erklären?

Sie meinen, einige Millimeter dürften überhaupt nichts ausmachen? Das wird sofort verständlich, wenn man sich klarmacht, daß diese Strecke von 25 Kilometern kein einheitlicher Faden ist, sondern ein langer, kombinationsreicher Text. Und wenn man da ein Wort hineinschmuggelt, dann ist das genauso, als wenn in den Lochstreifen einer langen, computergesteuerten Betriebsanweisung einer großen Fabrik plötzlich ein Wort verändert würde.
Nehmen Sie an, Sie löschen irgendwo in dieser Betriebsanweisung das Wort »nicht« oder Sie fügen das Wort »zurück« irgendwo hinzu, dann ändert sich der gesamte Text. Die Produktion wird vollständig anders laufen, zum Erliegen kommen, oder ganze Teile der Produktion werden abgespalten, weil sie nach dem neuen Text auf einmal nicht mehr koordiniert sind, nicht mehr zusammenwirken. Ein Teil der Produktion beginnt dadurch auf Hochtouren zu laufen, anderes kommt zum Stillstand, oder in irgendeiner Teilfunktion bricht ein Chaos aus. Das alles läßt sich im Prinzip durch die Änderung eines einziges Wortes in einem sinnvollen Text erklären. Wir wissen ja auch aus dem menschlichen Bereich, wie viele endlose Diskussionen, ja selbst Ehescheidungen, ein falsches Wort auslösen kann.

Normalerweise werden Viren aber doch gewissermaßen vom Körper erkannt und erzeugen deutliche Gegenreaktionen wie

Schnupfen, Fieber usw. Warum ist das beim Krebs nicht auch so?

Da sprechen Sie eine Kernfrage an, zugleich aber auch den Kernpunkt einer großen Verwirrung, die durch die Verwendung des Begriffs »Virus« beim Krebs entstanden ist. Die Krebsviren sind zwar – chemisch gesehen – Viren ...
In ihrem biologischen Verhalten unterscheiden sich diese tumorerzeugenden Viren aber so sehr von anderen Viren, daß man sie eigentlich gar nicht so nennen dürfte. Und auch der Körper reagiert auf ein Krebsvirus in völlig anderer Weise.

Also eine Verwirrung, weil man zwei Virusbegriffe in einen Topf wirft! Wie ist es denn nun bei den normalen Viren, bei den bekannten Infektionskrankheiten?

Die »normalen« Viren, soweit sie Krankheitserreger sind, dringen in Zellen ein und vermehren sich dort. Sie sind ja, wie gesagt, mit Chromosomenstücken vergleichbar, enthalten also eine fremde Information. Diese Information lassen sie von der Zelle vervielfältigen, mit anderen Worten, sie vermehren sich. Dadurch gehen die befallenen Zellen zugrunde, denn die Proteine und andere Bausteine der Zellen werden für den Aufbau immer neuer Viren verwendet und aufgebraucht.

Wie vermehrt sich eigentlich so ein Virus in der Zelle? Spielt sich das so ab wie die Teilung von Bakterien?

Das ist schon eine eigenartige Sache. Ein Virus enthält einen bestimmten Informationstext, den die befallene Zelle – da er in dem gleichen Code geschrieben ist – natürlich »versteht«. So bringt das Virus wichtige Teile der Zelle dazu, für es zu arbeiten, d. h. aus den Stoffen, die sonst die Zelle für sich verwendet, immer neue Viren herzustellen. Das tut also das Virus nicht selbst, sondern es veranlaßt dies nur, es befiehlt dies sozusagen. Und die neu entstandenen Viren befehlen das gleiche. Wenn diese Kettenreaktion eine Weile andauert, ist die Zelle nicht mehr in der Lage, ihre eigenen Aufgaben zu erfüllen, und stirbt. Das heißt, sie platzt und die inzwischen zahlreich gewordenen Viren wandern heraus und befallen sofort viele neue Zellen.

Nun stirbt ja der Mensch im allgemeinen an diesen Krankheiten nicht. Der Körper wehrt sich ja gegen Lungenentzündung, Pocken, Grippe usw. Wie wird das Virus dabei außer Gefecht gesetzt?

Es wird an seinen körperfremden Eiweißsubstanzen erkannt, meist schon beim Eindringen in die Zellwand, oft aber auch wohl erst, nachdem das Virus bereits den Fabrikationsbetrieb der Zelle für seine Zwecke, d. h. also für seine Vermehrung arbeiten läßt.
Nun kommt es darauf an, wie viele Antikörper schon im Blut sind, die den Kampf gegen die Viren aufnehmen können. Wenn sie nicht ausreichen, muß die körpereigene Abwehr in Kraft treten und neue Antikörper und z. B. auch weiße Blutkörperchen bilden. Die vereinnahmen das Virus, fressen es auf oder zerstören es.

Und dann wird es aus dem Körper herausgeschwemmt?

Ja, und ebenso die abgestorbenen Zellen und die dabei entstandenen Gifte. Aber es bleiben natürlich immer Viren zurück, bzw. es dringen gleich wieder neue ein, so daß die Antikörper ständig beschäftigt sind, diese Viren in Schach zu halten. Durch massive Ansteckung oder auch durch Schwächung des Körpers kann dann dieses Gleichgewicht wieder gestört werden und eine Virusart sich unversehens wie rasend vermehren – entweder weil plötzlich zu viele Viren eingeschleppt sind, oder weil die körpereigene Abwehr nicht mehr funktioniert.

Gibt es eine körpereigene Abwehr auch gegen Krebs?

Um diese körpereigene Abwehr immer in Alarmbereitschaft, immer reaktionsfähig zu halten, ist es sogar gut, wenn man nicht jede Krankheit vorzeitig oder vorbeugend unterdrückt, sondern ab und zu eine Grippe ausfiebert. Dadurch bilden sich dann Abwehrstoffe gegen weit gefährlichere Viren, vielleicht sogar gegen krebserzeugende. Es ist jedenfalls von großem Nutzen, wenn die körpereigene Abwehr oder der Immunschutz nach allen Richtungen hin beweglich bleibt. Denn dabei geht es ja immer um eine Erkennung körperfremder Substanzen.

Immunschutz heißt also: Erkennung und Abwehr körperfeindlicher Stoffe. Wo findet dieser Erkennungsdienst statt? An der Zellwand oder in der Zelle?

Im Blutstrom, an der Zellwand, in der Zelle, denn die Erkennungsstoffe sind ja teils gelöst, also frei, teils an die Zellwand und teils an sonstige Zellstrukturen gebunden.

Wer erkennt denn da den Fremdstoff? Was sind das für Erkennungsstoffe?

Das sind die Antikörper, vom Körper selbst hergestellte – oder bei der passiven Impfung auch von außen zugegebene Proteine, die durch die spezifische Gestalt ihres Moleküls nur mit bestimmten Fremdkörpern – auch wieder nur aufgrund von deren Molekülgestalt und nicht etwa im klassisch-chemischen Sinne – reagieren und z. B. mit ihnen zusammen als unlöslicher und unwirksamer Komplex ausfallen.

Gibt es solche spezifische Antikörper möglicherweise auch gegen die Krebszellen?

Das ist etwas schwierig zu beantworten. Zunächst einmal gibt es zwei Grundarten von Immunreaktion. Die eine beruht auf den Antikörpern des Blutes, die vor allem bakterielle Eindringlinge bekämpft, die andere wird durch den Thymus kontrolliert, eine Drüse im Bereich des Halsansatzes, die Lymphzellen produziert. Auf dieser Immunreaktion beruhen bestimmte Allergien und die Abstoßung von fremdem Gewebe. Und sie ist es auch, die mit dem Krebsgeschehen in Verbindung steht. Tierexperimente, z. B. Entfernung des Thymus, und Beobachtungen am Patienten zeigen das ganz deutlich. Hier sind die Erkennungsstoffe und damit die Immunreaktion an die allerdings frei beweglichen Lymphzellen gebunden. Inwieweit sie in der Lage sind, Krebszellen als solche oder eingedrungene Krebsviren zu erkennen, das ist alles noch im Fluß.

Also, ich fasse noch einmal zusammen:
Die Viren der bekannten Krankheiten, z. B. der Grippe, vermehren sich zunächst äußerst schnell unter Mithilfe der Körperzellen. Dann zerstören sie die Wirtszellen und breiten sich auf neue Zellen aus, bis ihnen und ihren Giftstoffen entweder der Körper erliegt, oder bis sie von genügend Antikörpern selber gefressen werden, wie Sie sagen. All das ist jedoch bei den sogenannten Krebsviren nicht der Fall?

Nein. Deswegen kommt es ja hier zu der großen Verwirrung! Krebsviren sind keineswegs ansteckend wie etwa Pocken- oder Grippeviren. Übrigens beleuchtet auch das wieder die ungewohnte Dimension, in der die Krebsforschung im Unterschied zu anderen Krankheiten vorgehen muß: Wir sind da noch an recht simple kausale Zusammenhänge gewöhnt z. B. Erreger – Krankheit – Vernichtung des Erregers –

Wiederherstellung des gesunden Organismus; bzw. Überhandnehmen des Erregers – Sepsis – Tod. Das Krebsvirus dagegen zerstört ja nicht einmal die Zellen. Im Gegenteil, es übernimmt sogar eine Funktion. Eine Funktion, die allerdings den genetischen Code dieser Zellen verändert – im grundsätzlichen Unterschied zu den üblichen Viruskrankheiten. Und dann bedeutet auch das wiederum noch lange nicht, daß dieses Geschehen im Zellkern die eigentliche Ursache der Krebserkrankung sein muß, ähnlich wie sich im Körper vermehrende Bakterien nicht unbedingt die Ursache einer Infektionskrankheit sein müssen. So einfach ist das eben nicht. Zwar gibt es mit Sicherheit onkogene Viren, d. h. Viren, die man als Krebserreger vermutet. Dies steht aber auf einem anderen Blatt. Bei Tieren hat man das nachweisen können, beim Menschen aber noch nicht.

Ich denke, diese Rolle ist jetzt nachgewiesen?

Nein, keinesfalls. Die sogenannte Virustheorie, die den Krebs mehr oder weniger ausschließlich auf in die Zelle eindringende Viren zurückführt, die dann das Krebsgeschehen einleiten, ist nur eine von vielen Verursacher-Theorien. Die gibt es schon seit vielen Jahrzehnten. Sie brauchen bloß einen Blick in die Presse zu werfen. Da wird beinahe jedes Jahr wieder die Entdeckung eines neuen Krebsvirus gefeiert. Aber diese Viren sind eben – sofern sie überhaupt als Ursache in Frage kommen – sicher nur eine Ursache unter vielen. Das berührt nicht die wesentlichen Impulse, die diese Forschungsrichtung auf jeden Fall mit sich bringt, z. B. was die große Bedeutung der körpereigenen Abwehr betrifft. Wir sollten nur nicht – fasziniert von den aufsehenerregenden Vorgängen in der Zelle, von der Beschreibung der sich einschleusenden Gen-Stückchen (die chemisch durchaus Viren sind) – nun wieder in den Fehler verfallen, die Virustheorie als einzige Erklärung für das Krebsgeschehen hinzunehmen. Das sind ja gerade die

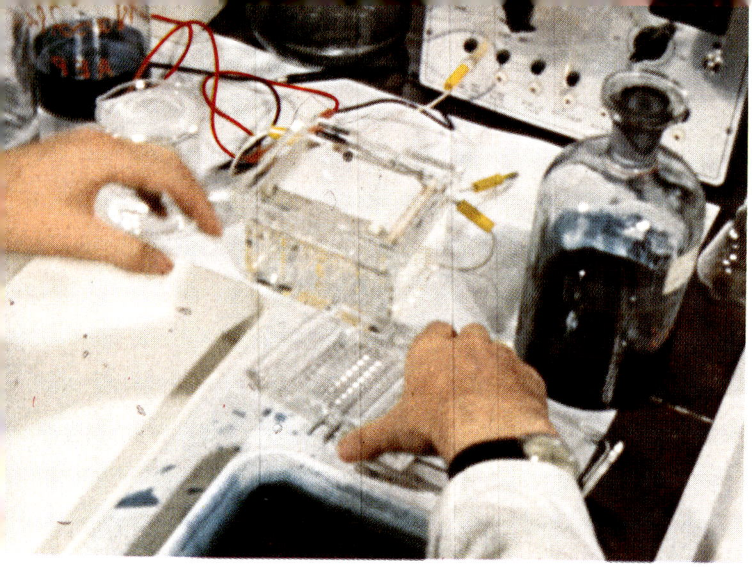

Mit der Technik der Immunelektrophorese können die Komponenten eines Proteingemisches durch ihre unterschiedliche Bewegung im elektrischen Feld voneinander getrennt werden.

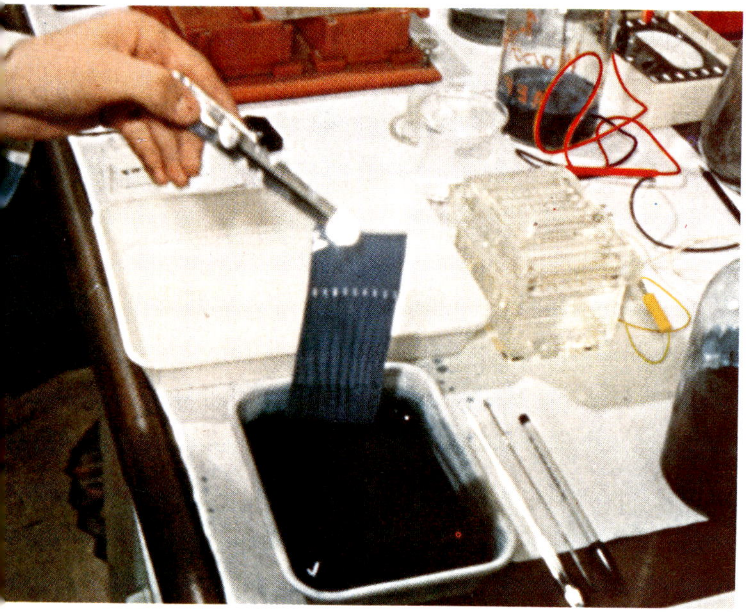

Durch Fixierung mit einem Antiserum kann man sie nicht nur anfärben und ihre Lage erkennen . . .

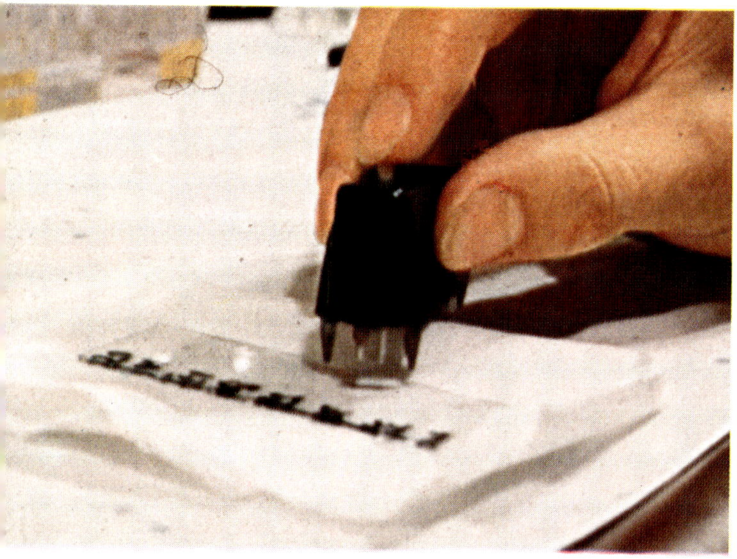

. . . sondern auch genau identifizieren, weil bestimmte Seren immer nur mit bestimmten Proteinen reagieren.

Am Riesenchromosom der Taufliege sind die unterschiedlich angefärbten Genabschnitte gut zu erkennen. An den Verdickungen, den sogenannten »Puffs«, wird der Text gerade abgelesen, während an den anderen, den »latenten« Stellen Ruhe herrscht (5000fache Vergrößerung).

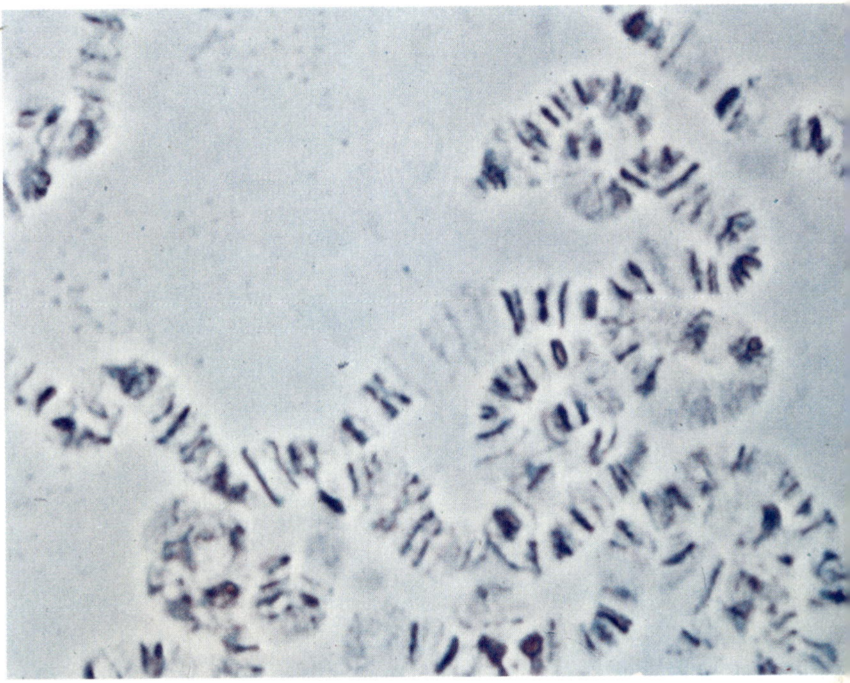

Obwohl für das Arbeitsprogramm einer menschlichen Zelle höchstens 10 000 verschiedene Informationen benötigt werden, enthält ihr Chromosomensatz rund zwei Millionen Informationsabschnitte, sogenannte Gene, jedes von ihnen selber wieder als langer DNS-Faden ein aus vielen hundert Molekül-Worten zusammengesetzter Text. Unser DNS-Modell zeigt etwa 15 der spiralig angeordneten Buchstaben eines solchen Textes. Zum Vergrößerungsmaßstab: Der dazugehörige Mensch könnte die Erde wie einen Spielball in den Händen halten.

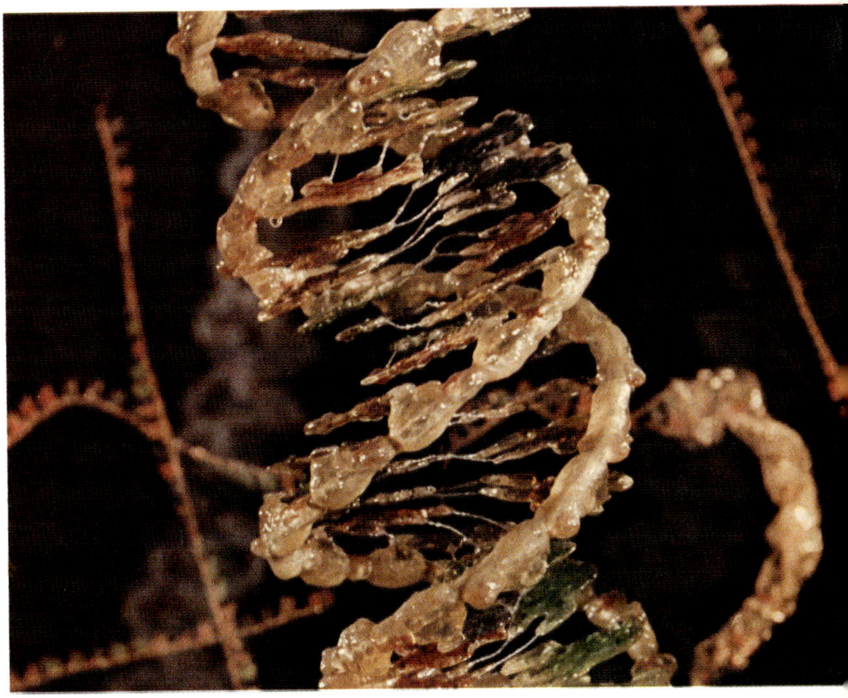

Kurzschlüsse, die uns all die Jahre hindurch in so viele Sackgassen geführt haben, und bei denen jeder dann behaupten konnte: Wir haben die Krebsursache gefunden.

Muß man Räuber-, Boten- und Agenten-Viren unterscheiden?

Was hat es aber dann mit dem Krebsvirus oder, wie Sie sagen, mit dem Gen-Stück im Zellkern noch auf sich?

Ich glaube, wir müssen grundsätzlich davon ausgehen, daß auch ein onkogenes Virus, ein solches Gen-Stückchen, erst in Funktion treten kann, wenn im Organismus die Weichenstellung schon erfolgt ist, wenn die Kontrollen am Werksgelände unserer »Sendeanstalt Zelle« nicht mehr funktionieren. Dann mag sich solch ein Virus an irgendeiner »undichten« Stelle im Zellkern, von dem ja die »Befehle« abgelesen werden, hineinschleichen, – wie ein geschickter Spion. Wenn es dabei nicht als fremd erkannt wird, wenn der Organismus kein Mittel hat, den gefälschten Presseausweis zu überprüfen, dann gelingt es ihm als Mitredakteur vom Sender akzeptiert zu werden. So besetzt das Virus schließlich unbemerkt einen Informationsabschnitt in unserem »Buch des Lebens«, ähnlich wie das ja auch bei einer Mutation durch Bestrahlung der Fall ist, die genauso zum Krebswachstum führen kann. In beiden Fällen verändert sich das Programm, ohne daß der Körper die Zelle als fremd empfindet und sie abstößt.
Wahrscheinlich verändert sich das Virus dabei sogar auch selbst ein wenig, gibt einige Eigenschaften auf und wird dann voll in das Zellchromosom integriert, angepaßt. Es ist dann auch kein Virus mehr, ebensowenig wie der so veränderte Zellkern noch mit den anderen Zellkernen, die zum Organismus gehören, vergleichbar ist.

Die Zelle kann also dieses Virus nicht mehr als Fremdkörper erkennen, aber auch der Organismus erkennt dadurch die veränderte Zelle nicht als fremd. Beide sind akzeptiert, obwohl sie sich ab jetzt nach einem ganz anderen Programm entwickeln.

Ganz recht.

Man hat aber bisher unter Virus immer nur ein Molekül verstanden, das die Zelle vernichtet. Müßte man dann nicht, um aus diesem Dilemma von Mißverständnissen herauszukommen, einen neuen Begriff schaffen? Man unterscheidet ja beispielsweise auch Räuber von Agenten, obwohl beide Menschen sind, die jeder auf seine Weise der Gesellschaft schaden?

Diese Viren ähneln tatsächlich geschickten Agenten, die nur schwer auszumachen sind, weil sie sich mit der Zentrale der Lebensabläufe verbunden haben.

Das ist eigentlich eine merkwürdige Sache: Das, was die Zelle revolutioniert, zum Tumorwachstum anregt, ist im Anfangsstadium eine unbemerkte Funktionsänderung des normalen Lebensprogramms!

Ja. Da sind wir wieder bei dem entscheidenden Problem, daß eben Krebs in diesem Sinne gar keine Krankheit ist, sondern ein parallel ablaufendes Leben bestimmter Zellen. Denn was diese Zellen tun, das ist im Grunde gar nicht so verschieden von dem, was auch normale, schnell wachsende Körperzellen tun. Ihr Programm steht nur nicht mehr in Resonanz, nicht mehr in Abstimmung mit den anderen Zellen. Deshalb kümmern sie sich ungestört nur noch um ihre eigene Vermehrung und das führt natürlich irgendwann zur Katastrophe. Die eigentliche Krebskrankheit, also die ursprüngliche, erst in der Folge zur Wucherung, zum Tumorwachstum führende Schwäche in der Absicherung des Organismus, beginnt ja viel früher.

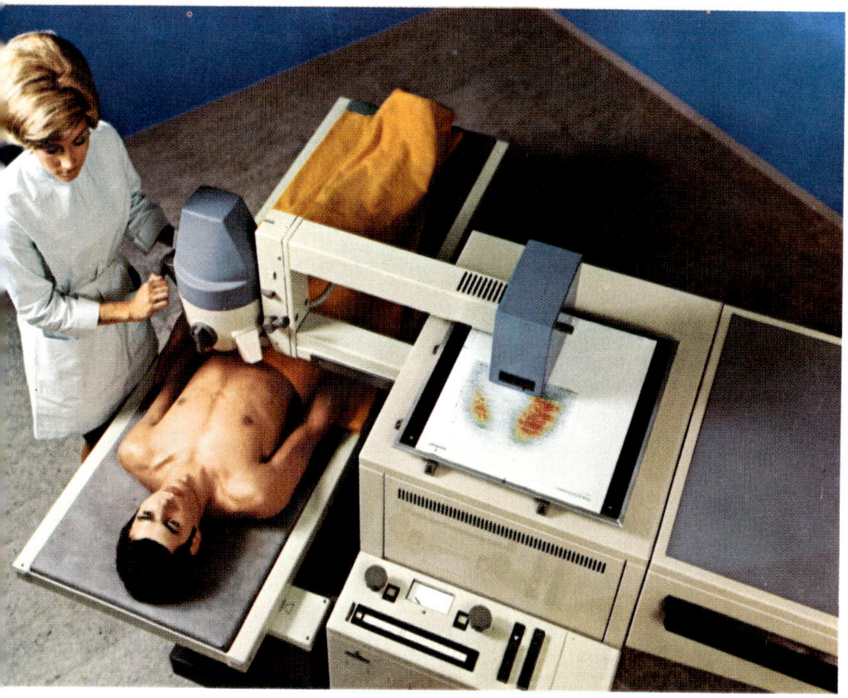

Das Szintigramm gibt die räumliche Verteilung einer radioaktiven Substanz an, die von der Leber aufgenommen und gespeichert wurde. Die Art und die Intensität der Verteilung gibt Aufschluß über krankhafte Veränderungen des Organs und ist deshalb wichtig für die medizinische Diagnostik.

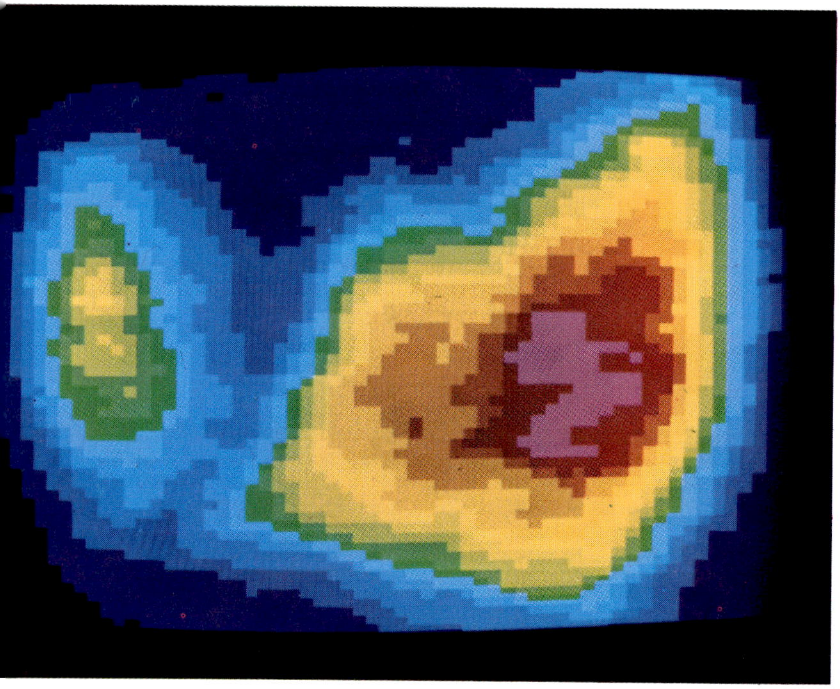

Das Organ wird punktweise abgetastet, die räumliche Verteilung der Aktivität elektronisch gespeichert, in einer Datenverarbeitungsanlage berechnet und dann in 16 Farbabstufungen auf einem Farbfernsehmonitor dargestellt. Jede Farbstufe entspricht einer anderen Aktivität.

Erst muß der Körper einmal die Fähigkeit verloren haben – oder auch von Anfang an schwach ausgebildet haben –, fremde bzw. fremd gewordene Zellen als Fremdkörper zu erkennen und abzustoßen. Das ist eine ganz bestimmte Disposition, eine ganz bestimmte Schwäche in der Immunabwehr, die natürlich auch nach einer Operation, nach der Vernichtung des Tumors und erst recht nach einer Bestrahlung, immer noch vorhanden ist.

Das ist aber doch offensichtlich ein Bereich der Immunabwehr, den wir noch gar nicht kennen. Denn die Immunabwehr gegen andere Krankheiten können wir ja steuern.

Ganz offensichtlich. Wir wissen, wie die Immunabwehr gegen Bakterien und viele Viren funktioniert, kennen aber kaum diejenige gegen Krebs...

Warum bekommt der eine Raucher Krebs, der andere nicht?

... also im Bereich der Lunge zum Beispiel die Abwehr gegen Tuberkulose oder Lungenentzündung, aber nicht die gegen Lungenkrebs. Wir wissen, daß Raucher zwanzigmal so häufig Krebs bekommen wie Nichtraucher. Aber nicht jeder Kettenraucher bekommt Lungenkrebs. Warum?

Hier sind wir tatsächlich bei einer weiteren entscheidenden Kernfrage. Für den Krebs werden zahlreiche Ursachen genannt. Alle Körperteile, alle Organe können befallen werden. Und wie wir gesehen haben, ist er auch im Zellgeschehen mit keiner Krankheit vergleichbar. Für die Krebsforschung könnte es deshalb tatsächlich viel sinnvoller sein, die herkömmliche Frage »warum bekommt jemand Krebs«? durch die Frage zu ersetzen: »Warum bekommt jemand *keinen* Krebs?« – besonders dann, wenn er vielleicht durch krebsfördernde Faktoren außergewöhnlich gefährdet ist. Also, was ist mit dem Kettenraucher los, der noch dazu in der Nahrung, durch die Großstadtluft und am Arbeitsplatz ständig mit krebserzeugenden Giftstoffen in Berührung ist und trotzdem keinen Krebs bekommt? Der Mann muß also etwas haben, was ihn gegen Krebs schützt. Wir sind ja alle gleichermaßen den Krebsnoxen ausgesetzt. Wir alle kommen mit cancerogenen, d. h. krebserzeugenden Faktoren: Tabakrauch, Krebsviren, Smog, Streß, Giftstoffen in der Nahrung usw. in Berührung. Alle diese Faktoren machen die Zelle offensichtlich geneigt, auf den Stoffwechsel des regellosen Wachstums umzuschwenken. Dennoch muß es eine höhere Abwehrfähigkeit, vielleicht einen übergeordneten Immunbereich oder auch einen psychisch-hormonellen Kontrollbereich geben, der nicht alle diese Menschen dem Krebs verfallen läßt, und um diesen Bereich geht es. Das wurde bisher in der Forschung viel zu wenig beachtet. Jahrzehntelang stürzten sich die Forscher entweder immer nur darauf, künstlich Krebs zu erzeugen und diesen Vorgang zu studieren, oder eben die kranken Zellen zu beseitigen bzw. zu zerstören. Sie widmeten sich kaum der Frage, was in dem krebsgefährdeten Menschen vorgeht, der keinen Krebs bekommt.

Wohl deshalb, weil man die übergeordneten Zusammenhänge noch zu wenig kannte? Man hatte die Misere vor Augen und hat eben begreiflicherweise wie bei den bisher bekannten Krankheiten gehandelt und die nächstliegende Schlußfolgerung zu ziehen versucht.

Sicher, das alles hat die Krebsforschung viele Jahrzehnte vornehmlich in Richtung eines Abtötens der Krebszellen gedrängt. Und selbst wenn wir jetzt – z. B. aufgrund neuer Erkenntnisse über onkogene Viren als Agenten – versuchen würden, gegen die Tumorviren vorzugehen, indem wir bestimmte Stoffe entwickeln, die sie unterdrücken, was hätten wir dadurch erreicht? Man würde – um wieder unseren Vergleich zu gebrauchen – die fremde Information, den fremden Redakteur, in der Gesamtredaktion des Senders zum Schweigen bringen.

Liegen die Ursachen bei der Zellveränderung – oder tiefer?

Man könnte damit wahrscheinlich auch das Wachstum eines Tumors blockieren. Aber man hätte die Ursache, nämlich das, was den Zellen überhaupt erlaubt hat, das Virus zu akzeptieren, keineswegs erkannt oder gar beseitigt.

Man hätte also den Redakteur, der sich als Fremdkörper in der Redaktion aufhält, noch nicht entfernt?

Man hätte ihn nur blockiert, und auch nur ihn allein. Das wäre aber noch keine Garantie dagegen, daß überhaupt ein falscher Redakteur hereinkommen kann. Man hätte keineswegs die schwache Stelle im System beseitigt, durch die er hineinschlüpfen konnte. Und man hätte ebensowenig sichergestellt, daß ein Agent als gefährlich erkannt wird, bevor er seine Tätigkeit aufnimmt. Anders ist es bei den Menschen, die trotz vieler Belastungen im ganzen Leben nie Krebs bekommen. Sie haben eine Art Immunschutz, einen Erkennungsdienst, der jede sich einschleichende Fremdinformation entdeckt und entfernt oder so beschattet, daß sie sich nicht entwickeln kann.

Sagten Sie nicht, daß dieser fremde Redakteur, der sich eingeschlichen hat, den eingesessenen Redakteur verdrängt?

Das tut er vielleicht später, nachdem alles umprogrammiert

ist. Zunächst kann man annehmen, daß er sich dazwischensetzt, eine neue Abteilung bildet. Deshalb braucht ja noch kein eigenes Gen verloren zu gehen.

Was weiß man denn bereits über die Krebsviren selbst?

Darüber weiß man schon einiges. So gibt es zwei Arten von Krebsviren, einmal solche, die als Redakteur eine Originalmitteilung geben, also genauso beschaffen sind wie ein Teil der Chromosomen, etwa wie ein Gen, das sind die DNS-Viren. Dann gibt es noch, das habe ich schon erwähnt, eine andere Sorte, die sogenannten RNS-Viren. Das sind jetzt keine Redakteure mehr, sondern eigentlich nur Boten.

Die also gewissermaßen eine Hausmitteilung überbringen, aber selbst keine Informationen an den Zellkern weitergeben?

So ähnlich. Sie sind keine Träger von Originalinformation. Keine Autoren, keine Redakteure.

Was sind sie denn dann? Boten mit einem Morsebefehl im Gepäck?

Ja, noch etwas anderes. Ihre Information, ihr Text ist eine Kopie, die in der Lage ist – und das ist eigentlich erstaunlich –, ein Original herzustellen. Das geschieht über eine Art Matrize, wozu die Zelle erst einmal einen ganzen Apparat aufbauen muß. Das damit hergestellte Original ist dann wieder eine DNS, ein Stück Gen, quasi fremde Erbinformation, die sich dann wie bei den onkogenen DNS-Viren bei jeder Zellteilung auf alle Tochterzellen weiterüberträgt. Hier wirkt also nicht das Krebsvirus selbst, sondern ein DNS-Stück, das auf seine Anleitung hin gebaut wurde und nun genauso wie bei den DNS-Viren das Zellprogramm verändern kann.

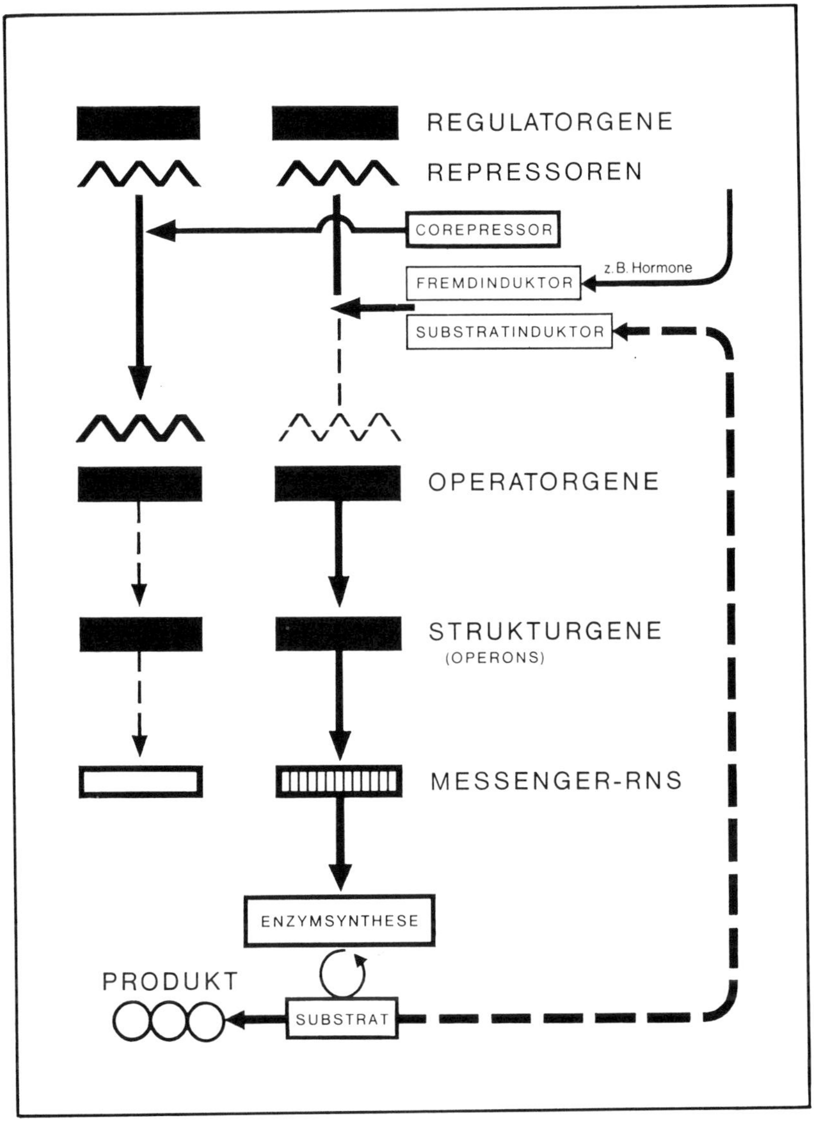

Repressorschema nach den heutigen Vorstellungen

Linke Reihe mit latentem, nicht ablesbarem Genabschnitt. Rechte Reihe mit ungestörter Informationsweitergabe; hier ist der »Repressor«, der den Ablesevorgang blockierte, durch einen »Induktur« unwirksam gemacht. Solche Induktoren können auch Hormone sein, die in bestimmten Entwicklungsperioden (z. B. Metamorphose, Pubertät) wahrscheinlich ganze »Genpakete« freilegen.

»Repressoren« sind bestimmte Proteine, »Corepressoren« können verschiedener Herkunft sein. Regulatorgene, Operatorgene und strukturelle Gene bestehen aus verschiedenen Abschnitten der DNS.

Ich muß noch einmal auf das Bild von dem Redakteur zurückkommen. Die Zelle könnte doch auch geheilt werden, wenn der alte Redakteur wieder seine Stimme erheben könnte, denn er vertritt ja die spezifische Funktion der Zelle, z. B. daß sie wieder als Leber-, Magen- oder Darmzelle arbeitet. Ist das so?

Nein, zunächst einmal fällt jede Zelle aus dem übergeordneten System heraus, sobald in ihrem Kern etwas verändert wird. Ob das nun durch einen Virus geschieht, durch Bestrahlung, durch krebserzeugende Kohlenwasserstoffe, oder durch Hormone, d. h. über das Aufdecken latenter Information, das spielt keine Rolle. In diesem Moment kann sie ausbrechen. Es muß also gar nicht die organspezifische Information sein, die abgedeckt wird. Aber selbst wenn der alte Redakteur seine Stimme erheben könnte, würde das nichts nützen, solange die Stimme des fremden Redakteurs mitspricht. Das Endresultat wäre immer eine Mischung aus beiden. Und diese Mischung ist einfach nicht das Originalprogramm der Zelle. Wenn dieses aber nicht mehr vorhanden ist, kann sich die Zelle jederzeit in einer körperfremden Art und Weise entwickeln, und sie braucht auch ihre Spezialfunktion nicht mehr wahrzunehmen. Der fremde Redakteur muß daher nicht nur ganz zum Schweigen gebracht werden (das hätte man ja schon mit chemotherapeutischen Mitteln, mit Bestrahlung und Zerstörung der Zelle erreicht), sondern es muß auch die Fähigkeit, einen fremden Redakteur auf Anhieb zu erkennen, wiedererlangt werden. Und da hat sowohl die bisherige Chemotherapie als auch die Bestrahlung gerade das Gegenteil bewirkt. Solche Behandlungen gehen nämlich deutlich auf Kosten der gesamten Immunabwehr, so daß in der Folge der Krebs an anderen Stellen des Körpers erneut und oft viel gefährlicher ausbrechen kann.

Man kann also sagen, daß das Problem des Schutzes unserer Immunabwehr bei der Krebsbehandlung überhaupt noch nicht geklärt ist?

Ja, und zwar des natürlichen, körpereigenen Immunschutzes. Da gibt es zunächst einmal die bekannte Abwehr gegen fremde Zellen, also gegen Zellen, die nicht dem »Erkennungscode« des Individuums entsprechen. Sie wurde zum großen Problem bei Organübertragungen wie Herzverpflanzungen, weil der Körper die fremden Zellen abstieß. Man versuchte das Problem zu lösen, indem man vor Transplantationen diese Abwehr möglichst lahmlegte, diesen Immunschutz zerstörte, z. B. durch Röntgen- oder Gammabestrahlung. Wie das vor sich geht, ist noch weitgehend unbekannt. Man vermutet, daß so, wie eine Bestrahlung die Mutation vieler Zellen, also eine Zerstörung ihrer Erbinformation bewirkt, in ähnlicher Weise auch der Erkennungscode der Lymphzellen – und damit der Immunhaushalt des Körpers weitgehend zerstört wird.

Ein mit Strahlen behandelter Organismus würde also mit den Krebsviren weit weniger gut fertig?

Nicht nur mit Krebsviren, mit Bakterien oder der ganzen Skala der üblichen Infektionen (Transplantationspatienten sind ja in der Tat ganz extrem infektionsanfällig), sondern eben auch mit fremden Körperzellen aller Art. Jeder Mensch besitzt ja seine ganz individuelle genetische Programm-Auswahl, die sich in all seinen Zellen widerspiegelt.
Das gibt einen wichtigen Hinweis auf diese Doppelfunktion der Immunabwehr: gegen infektiöse Mikroorganismen und gegen an und für sich normale Zellen eines anderen Organismus – ich nannte vorhin schon einmal diese beiden Arten der Immunabwehr. Denn die Zellen eines verpflanzten Organs oder Gewebes sind ja weder Viren noch Bakterien – und doch werden sie vom gesunden Menschen abgestoßen. Sie sind normale Zellen, nur eben solche mit einem anderen Immunprofil, einer anderen Erkennungsmarke.

Und bei den Krebszellen ist es genauso, ganz gleich, ob sie durch ein onkogenes Virus oder durch ein anderes Agens verändert, d. h. fremd geworden sind. Schließlich ist es ja nicht einmal gesagt, daß ein Virus, so ein fremdes Gen-Stückchen, immer von außen kommen muß. Es könnte auch sein, daß wir ständig mit solchen Fremd-Informationen leben müssen, daß sie einfach schon im Organismus sind.

Was heißt das?

Nun, vielleicht ruhen sie schon seit Äonen in unseren Zellen, irgendwo im Kern versteckt und sind durch eine Art ständiger Pressezensur ausgeschaltet. Es stellt sich also das grundsätzlich andere Problem: Ob wir diese »Viren«, diese Gen-Stückchen, nicht vielleicht auch als ein körpereigenes genetisches Nebenprodukt betrachten müssen, das, sobald es in einer Zelle wirksam werden kann, diese Zelle und alle ihre Tochterzellen aus der übergeordneten Regulation heraushält – sich selbst und damit seine Zelle dem Muttergewebe entfremdet, ähnlich wie ein wachsender Embryo.

Danach wäre dann selbst ein Krebsvirus nur ein körpereigenes Abfallprodukt, wie Sie sagen?

Ja – vielleicht eher ein lange vergessenes Überbleibsel aus der Jahrmillionen alten Evolution. Wir leben ja auch mit anderen Teilchen fest zusammen, die eigentlich nicht zu unseren Zellen gehören.

Was heißt das, »nicht zu unseren Zellen gehören«?

Ich denke da an bestimmte Bauteile unserer Körperzellen,

an die Mitochondrien. In jeder Zelle arbeiten viele hundert Mitochondrien, die den Energiehaushalt, oder genauer die Zellatmung besorgen. In letzter Zeit hat sich der Verdacht verdichtet, daß diese Mitochondrien eigentlich gar nicht zu uns gehören.

Wie konnte man das nachweisen?

Sie produzieren ihre eigenen Bauelemente, ja sogar ihre DNS, ihre Nukleinsäure, unabhängig von der Information des Zellkerns und sind mit der Zelle offenbar nur eine Art Symbiose eingegangen. Sie könnten bakterienähnliche Relikte früherer einzelliger Lebewesen sein. Jedenfalls bilden sie eine wesentliche Grundlage dafür, daß es überhaupt vielzellige Organismen, und damit auch uns selbst gibt. Zellen ohne Mitochondrien bleiben Einzeller, die sich nie zu höheren Lebewesen organisieren konnten: so z. B. die Bakterien. Bei den Pflanzen begegnen wir etwas Ähnlichem. Hier spielen die chlorophyllhaltigen Chloroplasten die Rolle des Symbiose-Partners. Sie besorgen für die Pflanzenzelle die Photosynthese.

Danach ist also die Annahme berechtigt, daß auch das Krebs-Agens nicht unbedingt ein Virus sein muß, das uns von außen befällt, sondern unter Umständen ein Gen-Stückchen oder besser ein verborgener Abschnitt auf den Genen sein kann, der in unseren Zellen immer schon enthalten war?

Ja, das »fremde« Gen müßte nur, wie gesagt, normalerweise durch eine ständige Pressezensur unterdrückt werden. Eine solche Pressezensur könnte dann von zwei Seiten aufgehoben – und damit der Krebsprozeß eingeleitet werden:
Erstens durch Faktoren, die von außen wirken, wie krebserzeugende Kohlenwasserstoffe, ionisierende Strahlung, mutagene Chemikalien.
Zweitens durch innere Faktoren wie ein Nachlassen der

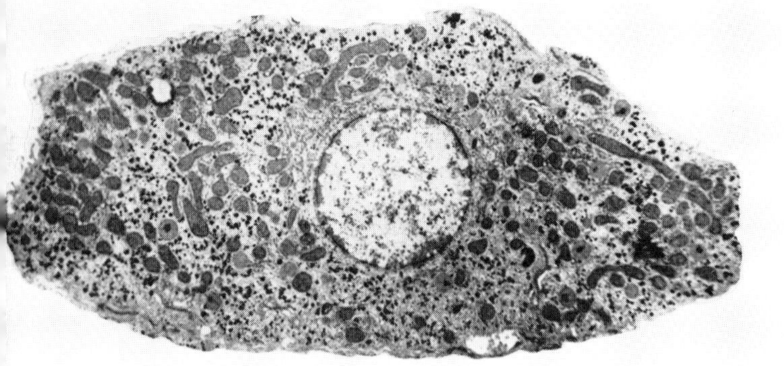

Leberzelle. In der Mitte der runde Zellkern, dessen innere Struktur (Chromosomen) im Gegensatz zu den übrigen Zellpartikeln nur vorübergehend, während der Zellteilung sichtbar wird (etwa 2000fache elektronenmikroskopische Vergrößerung).

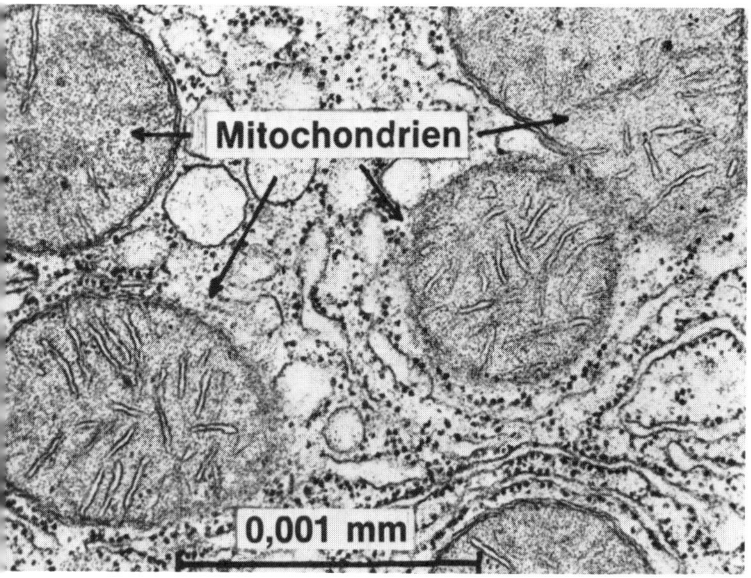

Ausschnitt aus dem Zellplasma der gleichen Zelle. In den rundlichen Mitochondrien findet die Zellatmung und damit auch die Energieumwandlung statt. Die Mitochondrien sind somit kleinste Kraftstationen (elektronenmikroskopische Vergrößerung 40000-fach).

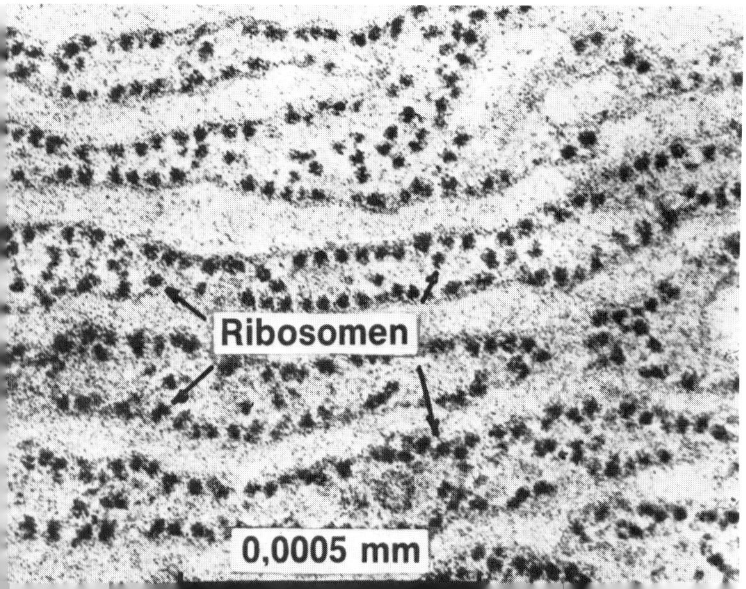

Die am »endoplasmatischen Reticulum«, einem die Zelle durchziehenden Kanalnetz aufgereihten Ribosomen sind jedes eine winzige kugelförmige Enzymfabrik. Hier werden die vom Zellkern ankommenden Befehle in die Produktion spezifischer Bio-Katalysatoren umgesetzt (elektronenmikroskopische Vergrößerung 80000fach).

Ribosom (Modell) in zweimillionenfacher Vergrößerung. Rechts oben die Kette der aus dem Zellkern gewanderten Messenger-RNS. Ihre Kettenglieder sind in der von den Genen abgelesenen Reihenfolge angeordnet. Einige Überträger-Moleküle (transfer-RNS) »befestigen« gerade die verschiedenen Proteinbausteine (Aminosäuren) an den entsprechenden Stellen dieser Matrize.

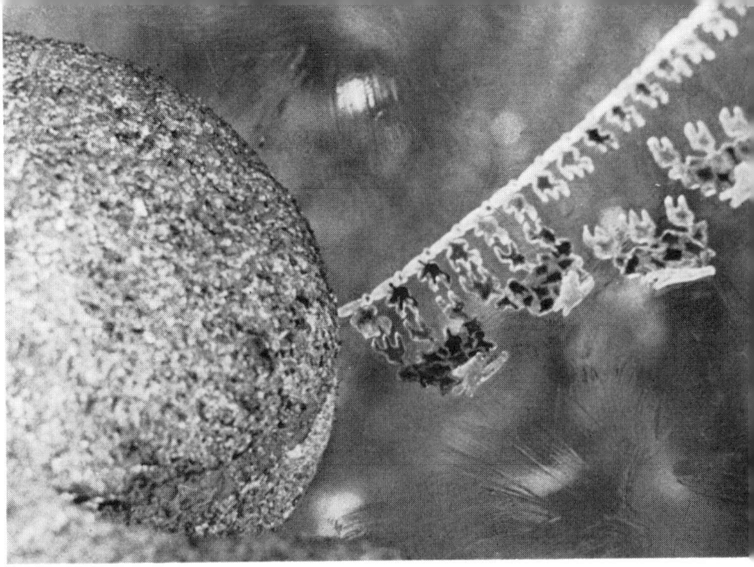

Auf ihrem Weg durch das Ribosom werden die Proteinbausteine somit genau in der vorgeschriebenen Reihenfolge zu dem im Zellkern geplanten Protein (z. B. einem bestimmten Enzym) aneinandergekettet.

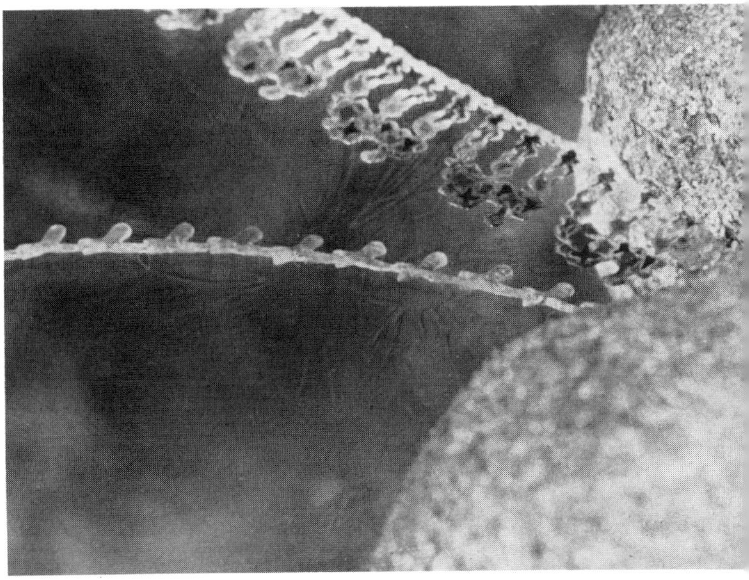

Die neue Proteinkette trennt sich von ihrer RNS-Matrize und faltet sich zu einer komplizierten räumlichen Struktur zusammen, die erst in dieser Form ihre volle enzymatische Wirkung zeigt.

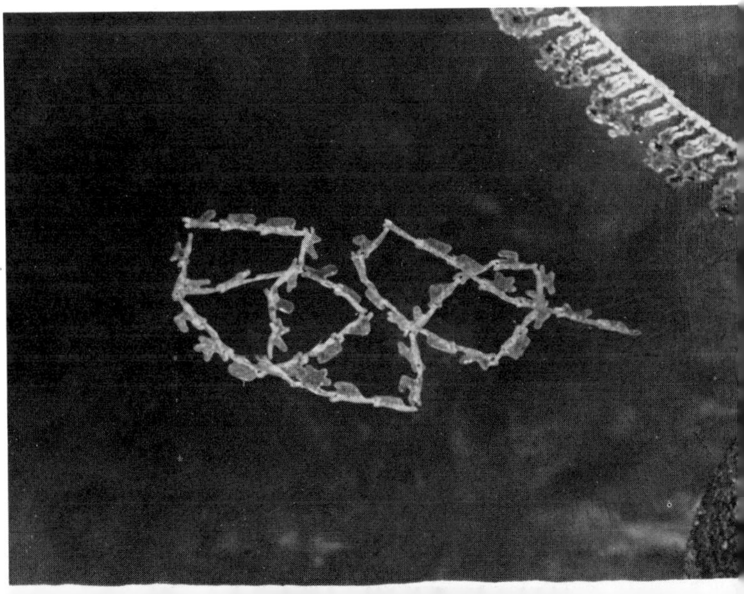

Immunabwehr, oder wie hormonelle Verschiebungen, verbunden mit bestimmten psychischen Belastungen.

...und dadurch könnte sich diese archaische Urstruktur, dieser innere Gen-Virus wieder einschalten?

...und in den Zellen eine andere Stoffwechsellage eintreten lassen, so daß sie sich plötzlich wieder uferlos vermehren, sich nicht mehr nach den Signalen richten, die sie über die Zellwand erhalten, bevor sie sich wieder teilen. Normalerweise teilen sich ja Zellen nur, wenn die Impulse von der Zellmembran melden, daß es im umgebenden Zellverband »Freiräume« gibt. Jeder Kontakt der Zellwand mit anderen Zellen und überhaupt mit anderen Stoffen »informiert« die Zelle und steuert entsprechend ihr Verhalten. Für bestimmte Stoffe öffnet sie sich, andere sperrt sie aus, bei lückenloser Berührung mit anderen Zellen ändert sie ihre Teilungsrate usw. Auch in einer künstlichen Gewebekultur teilen sich daher Zellen nur so lange, bis sie die ganze Fläche bedecken und alle sich berühren.

Vorbeugung gegen Krebs?

Man nennt das Kontaktinhibition. Krebszellen dagegen kennen keine Kontaktinhibition. Sie wachsen auch in Gewebekultur einfach übereinander hinweg, zu vielen aufeinanderliegenden Schichten.

Unsere beiden Wege, die Pressezensur aufzuheben, zeigen nun aber auch zwei Ansatzpunkte Krebs zu verhindern: Einmal beim Eindringen der auslösenden Faktoren – etwa durch Verbannung krebserzeugender Substanzen aus der Umwelt – und zum anderen durch einen ausgeglichenen Hormonhaushalt und eine intakte Immunabwehr innerhalb des Organismus. Beide Ansatzebenen müssen den bisherigen Weg, nämlich die bloße Bekämpfung bereits aufgetretener Tumoren, etwa durch operative Entfernung, notwendigerweise ergänzen, wenn von einer echten Gesundung die Rede sein soll.

Würde das auch gleicherweise für den Fall des von außen eindringenden Krebsvirus gelten?

Natürlich, das ist davon unabhängig.

Verführen Erfolge im Detail zur Fehlbewertung des Ganzen?

Ich muß aber an dieser Stelle noch einmal etwas zu den zweifellos beachtlichen Erfolgen der Krebsvirusforschung sagen, zu dem Boom, der mit solchen Ergebnissen verbunden ist und von dem ja auch Sie offenbar besonders fasziniert sind. Experimentell sind solche Arbeiten ja besonders verführerisch.

Was heißt hier verführerisch?

Nun, weil man z. B. bei solchen Forschungen getrennt vom Organismus arbeiten kann – und da sind die Ergebnisse immer bestechend. Man kann Zellen in eine Gewebekultur setzen. Man kann diese Kultur mit Viren infizieren. Man kann dann sogar feststellen, daß diese Viren mit den Zellen verschmelzen. Man kann das in den einzelnen Schritten verfolgen. All das ist natürlich sehr eindeutig. Die Experimente sind reproduzierbar, analysierbar und quantitativ zu beschreiben. Das ist für jeden Forscher ein Leckerbissen. Daran arbeitet er leidenschaftlich gern. Aber es kann ihn auch wieder in eine Sackgasse führen – so wie bei allen früheren Krebserklärungen der Fall – wenn man nicht der Gefahr begegnet, mit der nun gelungenen Beschreibung des genetischen Prozesses in der Zelle doch wieder am eigentlichen Krebsgeschehen vorbeizugehen.

Worin liegt diese Gefahr?

Darin, daß man die Kernfrage, warum der eine Krebs bekommt und der andere nicht, aus dem Auge verliert. Denn diese Frage wird von solchen Experimenten überhaupt nicht berührt.

»Überhaupt nicht« kann man doch wohl nicht sagen? Gerade wenn wir bei unserem Beispiel bleiben: Wer hebt die Pressezensur auf und warum kann das Krebsvirus unerkannt in die Zelle gelangen – das sind doch Fragen, die sich genau hier stellen, Fragen der Immunabwehr!

In Ihrer Frage, *wer* hebt die Zensur auf oder *wer* läßt das Tumorvirus unerkannt hinein – da ist ja dieser *Wer* angesprochen, um den es auch mir geht. Und das ist immer der ganze Organismus, das hochorganisierte, kybernetisch strukturierte und in sich kommunizierende System eines Individuums – und nicht einzelne Gewebeteile. Und dieses System versagt ja nicht bei allen, die überhaupt Krebs bekommen können, sondern nur bei vielen. Dieses kybernetische System müssen wir uns bei der Forschung vor Augen halten und uns auch fragen, warum es heute immer häufiger versagt.
Wenn wir diese Frage wieder aus dem Auge verlieren, können wir bei der Tumor-Virus-Forschung genau in dieselbe Stagnation hineingeraten, in der wir schon einmal bei der hartnäckig vertretenen Mutationstheorie lange Zeit waren.

Ist das die berühmte Mutationstheorie von Bauer?

Ja. Danach ist Krebs eine lokale Mutation der Zelle, eine

Normale Zellteilung (Mitose) in 2600-facher Vergrößerung. Die Chromosomen des Zellkerns verdoppeln sich, werden sichtbar (Prophase) . . .

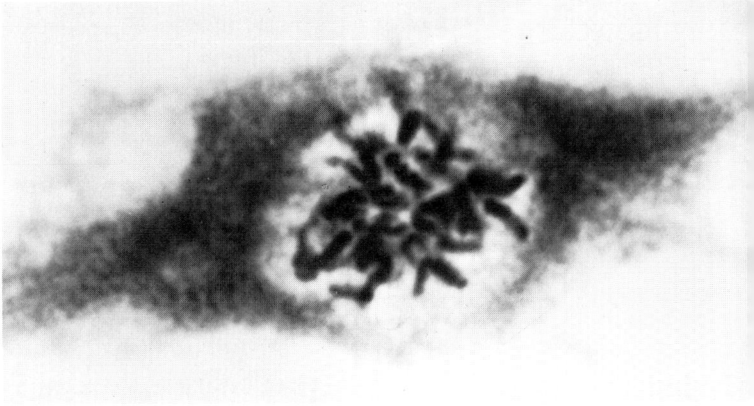

. . . und ordnen sich in der Äquatorialplatte an (Metaphase).
Im nächsten Schritt bewegen sich die beiden Chromosomensätze wie von Magneten angezogen zu den beiden . . .

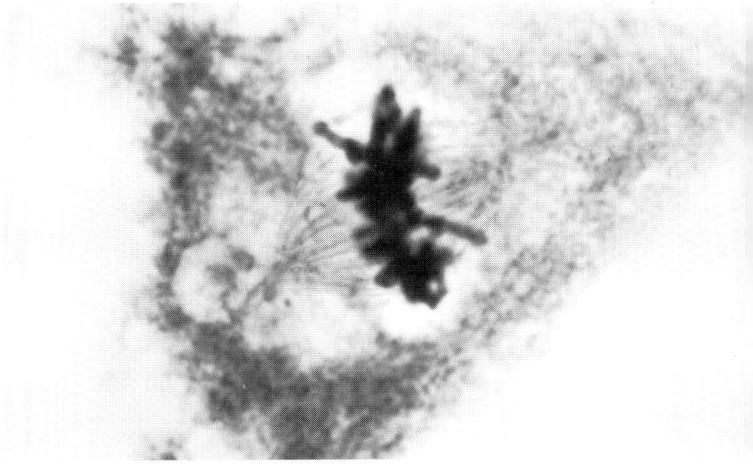

. . . Zellpolen, den »Zentriolen«, die hier nicht sichtbar sind (Anaphase).
Nun beginnt sich auch die Zellwand einzuschnüren und zwei neue Zellkörper mit jeweils identischem Chromosomensatz zu bilden.

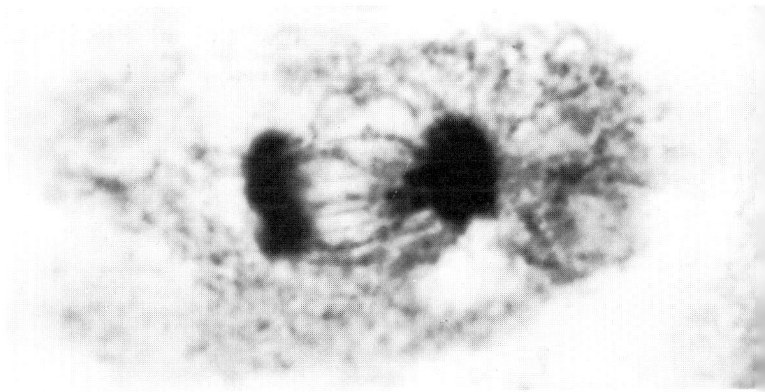

Die Tochterzellen gliedern sich wieder in den Zell- oder Gewebeverband ein (Telophase). In wachsendem Gewebe befinden sich etwa 2% aller Zellen in einem der Teilungsstadien. Eine Teilung dauert mehrere Stunden. (Bei Bakterien 20 Minuten.)

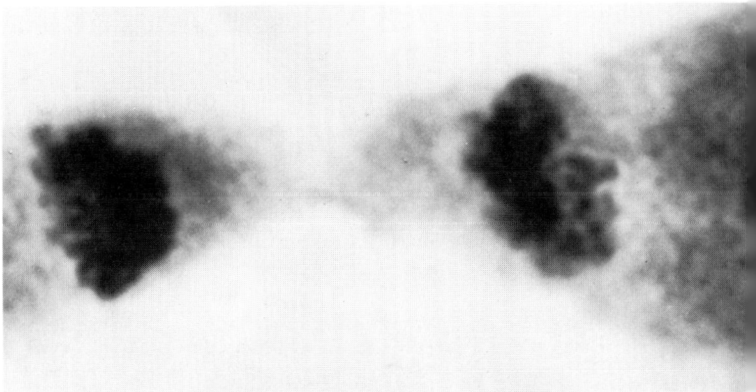

sprunghafte Erbänderung, die nichts mit dem Allgemeinzustand des Organismus zu tun hat. Ist die letzte Krebszelle beseitigt, so ist demnach auch der Patient wieder völlig gesund.

Jahrelang hatte man daher nur den Tumor vor Augen: Wie kann man ihn vernichten, bestrahlen, operieren. Den Gesamtorganismus hatte man völlig vergessen und damit auch die Möglichkeit ignoriert, daß Krebs etwa aus einer Disposition des Gesamtorganismus heraus erklärbar sein könnte – obgleich dies, das betonte ich ja schon, nicht in dem Sinne der Fall sein kann, wie bei den »normalen« Krankheiten. Das gewiß nicht.

Aber selbst wenn z. B. ein Virus an einer Tumorbildung beteiligt ist, muß es sich ja erst einmal in das System und in dessen Kommunikation einschalten können. Das ist gar nicht so einfach, wenn man die verflochtenen und sich gegenseitig bedingenden Abläufe in der Zelle im einzelnen betrachtet. Ich meine also nur, wir sollten jetzt nicht fasziniert auf dieses Virus starren – so unerhört neu auch dieser Vorgang sein mag, wenn man ihn mit den völlig anderen Wirkungen der üblichen Viren im Organismus vergleicht.

Ende der Begriffsverwirrung?

Vielleicht sollte man, um aus der Verwirrung herauszukommen, endlich für diese Krebsviren eine andere Bezeichnung finden. Das wäre doch eine Hilfe.

Das stimmt, denn man ist dauernd gezwungen, auf ihre entscheidenden Unterschiede hinzuweisen.

Warum macht man keinen Vorschlag für einen neuen Begriff, der den Krebsvirus, der sich mit der Zelle verbindet, gegenüber dem Infektionsvirus abgrenzt, der die Zelle zerstört?

Genau. Das Bild von sich einschleichenden Agenten müßte irgendwie zum Ausdruck kommen, die nicht etwas zerstören, sondern die sich abseits von den normalen Erbinformationen betätigen. Man könnte sie vielleicht A-Gene nennen. Damit hätten wir dann auf der einen Seite die herkömmlichen Viren, die die Zellen zerstören, und auf der anderen Seite die A-Gene, die die Zellen nur verändern: abgesprengte, vagabundierende Gen-Stücke, die das Krebsgeschehen in Gang setzen können.

Mit dem Namen A-Gen wäre dann ja auch die biologische Verwandtschaft mit den Genen, also mit dem Zellkern angesprochen.

So kam ich ja darauf. Bei dem Begriff A-Gen, bei einer so völlig anderen Bezeichnung für die onkogenen Viren, würde man sich dann auch nicht mehr wundern, wenn sie beispielsweise nicht durch die gleichen Tests aufzuspüren sind wie die üblichen Viren.

Vielleicht ist A-Gen noch nicht das beste Wort. Denn die Vorgänge in jeder Zelle unseres Körpers sind ja unglaublich vielschichtig und komplex, deshalb ist eine präzise Bestimmung sehr wichtig. In der Krebsforschung haben sich oft Fachrichtungen nur deshalb schwer verständigen können – und sich deshalb auch weder ergänzt noch voneinander profitiert –, weil ihnen eine gemeinsame Sprache fehlte.

Kampf der Forschungsrichtungen untereinander?

In der Vergangenheit haben da einzelne Gruppen regelrecht ihre Claims, ihre Bezirke abgesteckt und ihr Forschungsgebiet gegen andere Richtungen verteidigt, was oft genausoviel

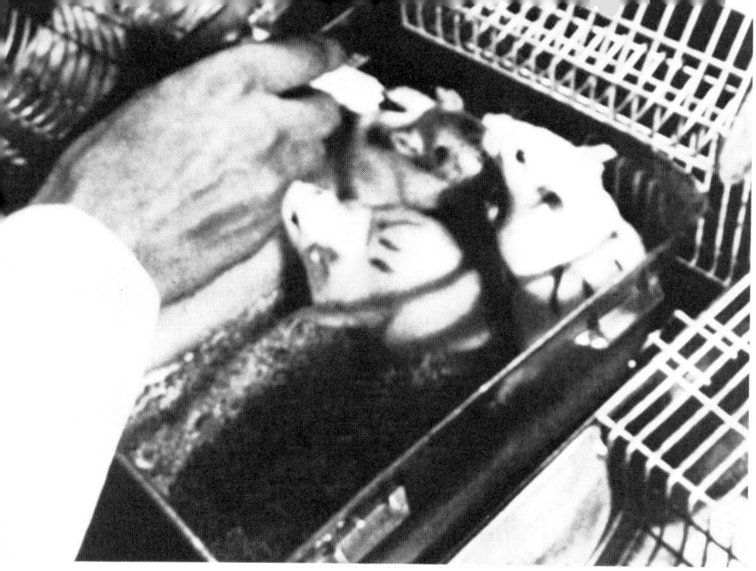

In Gruppen zusammengefaßte Ratten werden mit Filzschreiber entsprechend der jeweils vorgesehenen Behandlung auf Rücken oder Schwanz unterschiedlich markiert, um jede Verwechslung auszuschalten.

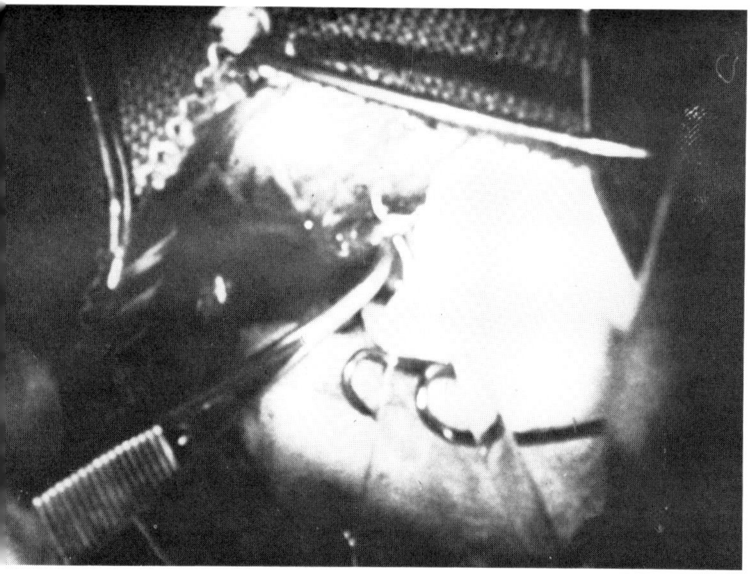

An dem betäubten Tier wird für ein immunologisches Experiment ein Schlauchanschluß an bestimmte Lymphdrüsen angebracht. Die Wunde wird vernäht ...

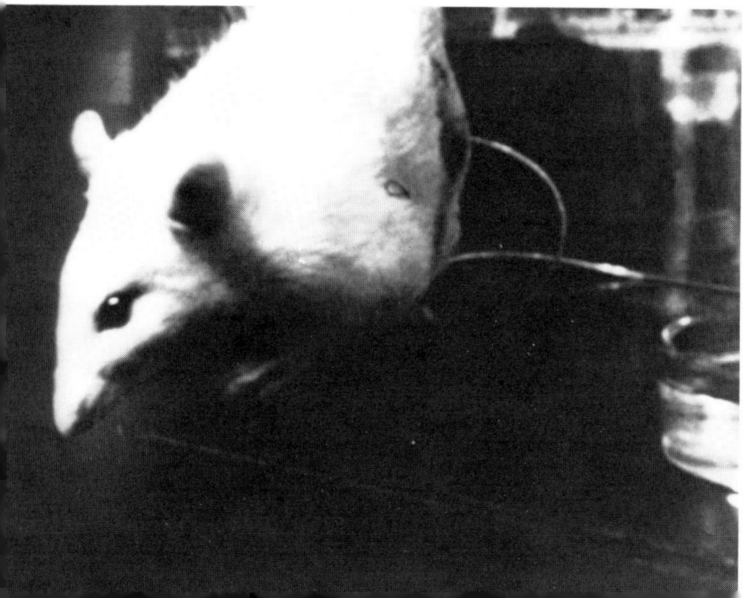

... und die wiedererwachte Ratte liefert nun, ohne daß sie etwas davon merkt, ständig wichtige Daten.

Zeit in Anspruch nahm wie die eigentliche Forschungsarbeit. Mit anderen Worten, die verschiedenen »Schulen«, zwischen denen kaum eine Verständigung möglich war, haben sich über Jahre hinweg gegenseitig oft mehr bekämpft als den Krebs.

Aber das ist doch überwunden?

Bei den aktiven Forschern schon. Da ist man mittlerweile dazu übergegangen, interdisziplinäre Gruppen zu bilden, die versuchen, die Verständigung auf einen Nenner zu bringen.

Und wo bekämpft man sich heute noch?

Vielleicht noch unter den Anhängern der alten Schulen, die ja heute vielfach als Gutachter tätig sind, oder die in den Gutachtergremien sitzen und die Verteilung der Forschungsgelder steuern. Natürlich auch in der pharmazeutischen Industrie.

Lag das nicht vielleicht auch daran, daß man lange Zeit die Dinge viel zu einfach sah, daß man sich die Verflechtung all dieser komplizierten Vorgänge in der Biologie, wie wir sie heute kennen, noch kaum bewußt machte? Sonst wäre man doch nicht auf die Idee gekommen, daß in irgendeinem Teilgebiet überhaupt je die ganze Lösung zu finden sein könnte.

O doch – obwohl Sie im Prinzip recht haben, was die Entwicklung in der Biologie angeht –, aber dieses »Nicht-über-den-engeren-Untersuchungsbereich-hinaussehen« trifft man auch heute noch sehr häufig an, trotz unserer Kenntnis von den vernetzten Systemen.

Wenn man die Regelkreise einer Zelle sieht, diese ungeheuer vielen Zyklen und Abläufe – Sie haben ja hier so ein Schema an der Wand hängen –, dann kann man sich vorstellen, daß auch diese Krebsprozesse ungeheuer kompliziert sein müssen. Wenn man bedenkt, daß so ein kleines Stückchen eines Gens, ein Millionstel der Erbinformation einer Zelle, sei es nun ausgetauscht oder abgedeckt oder hinzugefügt . . .

. . . um das noch einmal zu korrigieren: nicht ausgetauscht! Nur hinzugefügt oder abgedeckt . . .

. . . wenn also ein so winziges Stückchen die enormen Veränderungen in der Zelle hervorrufen kann, dann ist das doch ein Hinweis darauf, wie äußerst differenziert die Informationstechnik der Zelle sein muß. Dann drängt sich doch sofort die Frage auf: Warum treten überhaupt bei Zellteilungen, bei der Weitervererbung oder auch bei der Entstehung neuen Lebens aus Samen und Eizelle nicht viel mehr Mißbildungen auf?

Daß Mißbildungen in der Tat äußerst selten auftreten und daß schließlich über Millionen Jahre hinweg die Erbinformation praktisch fehlerfrei erhalten blieb, spricht vor allem für den hohen Stand der Regeltechnik in den Zellen, wie er außerhalb biologischer Vorgänge noch nirgends erreicht wurde. Andererseits war das aber auch nur möglich, weil bisher noch niemand bewußt daran herumgespielt und die Macht solcher kleinster Veränderungen gezielt eingesetzt hat. Das weist gleichzeitig auf die Vielzahl wahrscheinlich noch völlig unbekannter Gefahren hin, die durch Genmanipulationen drohen. Die würden vermutlich eine Reihe von eingebauten Sicherungen lahmlegen, die zwar gegen natürliche Störungen, aber nicht gegen künstliche Eingriffe abschirmen.

So besitzt jede Zelle für das Funktionieren ihrer zahlreichen Regelkreise normalerweise sehr wirksame Sicherheitsfaktoren. Das ist auch notwendig, denn die dauernd fließenden Prozesse sind von einer ständigen Informationsweitergabe begleitet. Das verlangt – und ermöglicht auch – einen ebenso ständigen Informationsaustausch mit dem genetischen Material, um daran das ganze Geschehen ununterbrochen zu checken, zu überwachen und zu überprüfen – ganz abgesehen von der Kontrolle der Erbinformation selbst, ihrer x-fachen Wiederholung in den Zellen eines Individuums, der geschlechtlichen Vermehrung und damit der Gegenkontrolle am fremden Individuum und der Verteilung eventuell statistisch auftretender Fehler auf Millionen von Samenzellen, von denen dann nur eine ihre Information weitergibt. All diese Sicherungen und der ununterbrochene Informationsfluß in den Zellen bewirken also laufende Kontrollen und Zwischenkontrollen, um den Urtext ungeschmälert zu erhalten. Diese Repair-Mechanismen, Überwachungsmechanismen und Gegenkontrollen erkennen normalerweise Fehler schon in den kleinsten Abschnitten.

Und dessenungeachtet werden Hunderte von Zyklen ständig und fast gleichzeitig gesteuert? Steckt unsere hochentwickelte Technologie im Vergleich dazu nicht noch ganz in den Anfängen?

Im Verhältnis zu diesen biochemischen und molekularbiologischen Vorgängen ist sie fast lächerlich primitiv, weil sie viel zu wenig Systeme gleichzeitig steuern und in ihren Wechselwirkungen bewerten kann. Nicht umsonst versucht man ja davon zu lernen – ich meine von der Biologie. Es gibt eine ganze Wissenschaftsrichtung, die Bionik, die nichts anderes tut, als der Biologie ihre Strukturen und Funktionen, die sich seit Milliarden Jahren bewährt haben, abzuschauen. Und die Bionik studiert auch diese Regelmechanismen und versucht, Stufe um Stufe davon zu lernen. Die Kybernetik, die Lehre von den Regelkreisen und von der Arbeitsweise rückgekoppelter Vielfachverflechtungen, hat hier ihre Basis. So konnte man in Nachahmung der Natur bereits ganz neuartige Computer entwickeln, weil man dort hochinteressante Analogsysteme entdeckte, auf die wir in der Technik noch gar nicht gekommen waren, obwohl wir ihnen ja unser Leben, die Steuerung aller Lebensvorgänge verdanken.

Ist unser Leben vorprogrammiert?

Das erweckt doch erneut den Eindruck, daß alles Leben vorprogrammiert sein könnte?

Nein, das kann man nicht daraus schließen. Denn sehen Sie, ich sagte ja schon vorhin: Aus dem ungeheuer großen Reservoir von Texten unseres Lebensbuches wurden und werden nur ganz wenige tatsächlich genutzt. Die Lebensformen hätten sich danach also auch völlig anders entwickeln können.

Also eine Freiheit, die der Kosmos dem Leben zu gestatten scheint? Wie stellt sich denn überhaupt aus der Sicht der molekular-biologischen Forschung das Problem der Freiheit?

Bis zu diesen Entdeckungen glaubte man, daß die Chromosomen eine bestimmte Information enthalten, die vollständig abgelesen wird. Der Durchbruch kam mit den weiterführenden Forschungen dreier Franzosen – Jacob, Monod und Lwoff. Sie erhielten dafür 1965 den Nobelpreis. Wahrscheinlich kennen Sie auch Monods Buch *Zufall und Notwendigkeit,* das sich mit den dahinter stehenden Fragen zu befassen versucht. Es waren diese drei Forscher, die damals herausfanden, daß der in unseren Chromosomen gespeicherte Text nicht vollständig abgelesen wird, sondern daß große Teile zugedeckt sind und nur ein sehr kleiner Teil frei ist. Ein solches System eröffnet natürlich – durch die dadurch geschaffene freie Wahl aus einer großen Zahl von Kombinationen – viel mehr Möglichkeiten als die frühere Auffassung, aus der man schließen mußte: Ein Chromosom enthält in seinen Genen eine ganz bestimmte Informationsmenge, und die muß und wird völlig abgelesen werden.

Wenn wir dies mit dem Computer vergleichen: Ein Computer hat ja ein Gedächtnis, das ungeheuer viel speichern kann und aus dem dann ebenfalls nur Bestimmtes abgelesen wird. Wie verhält sich die Zelle zu einem Computer?

Der Vergleich ist viel zu eng angelegt. Der Computer speichert ja lediglich was man ihm eingibt und sortiert und rechnet nur auf Anfrage. Es ist nicht so, daß da ständig etwas passiert. Er speichert die eingegebenen Informationen und die werden dann gegebenenfalls nach einem vorgegebenen Programm miteinander verrechnet und abgelesen. Was uns beim Computer verblüfft ist vor allem das enorme Tempo der Abtastvorgänge. Aber schon die ständige Wechselwirkung, das ununterbrochene Reagieren auf die Einflüsse der Außenwelt, die uns ja dauernd beschäftigen, fehlt ihm völlig. In unseren Zellen, also in jeder einzelnen Zelle, die Sie und die ich haben, stehen dagegen Hunderte von Zyklen untereinander und mit der Außenwelt in Wechselwirkung, die ständig – auch jetzt in diesem Moment – nach bestimmten Plänen ablaufen. Das ist ein ununterbrochenes Ineinandergreifen von Kreisläufen, ein Netzwerk von vielen, vielen Reaktionen. Und dieses Netzwerk wird festgelegt von den paar ausgewählten Textseiten, die zum Ablesen offengelassen sind. Doch darüber hinaus haben Zellen eben die Freiheit, durch Milieu-Einflüsse, durch Anpassung, durch »Gewöhnung« an neue Bedingungen, auch andere Textseiten in diesem großen Lebensbuch aufzuschlagen oder umgekehrt, einige Seiten zuzukleben.

Wodurch kann das noch geschehen – etwa auch durch geistige Einwirkung?

Wodurch werden neue Seiten im genetischen Buch aufgeschlagen?

Zunächst einmal weiß man, daß eine solche Programmänderung durch Einwirkung von Krebsviren geschehen könnte, wie wir es gerade besprachen. Aber nicht nur beim Krebs, auch bei Bakterien ...

... also bakterielle Krankheiten, die das Programm unserer Zellen verändern?

Nein, ich meine jetzt bei den Bakterien selbst, etwa durch ein anderes Nahrungsangebot: Wenn man Bakterien fortgesetzt eine Nahrung anbietet, die sie normalerweise nicht verdauen, nicht verwerten können, dann kann man sie z. B. dazu bringen, ein neues Enzym herzustellen, das es vorher bei diesen Bakterien überhaupt nicht gab. In diesem Moment hat das Bakterium eine neue Textseite des großen Lebensbuches aufgeschlagen. Das neue Enzym schließt dann die Nahrung chemisch auf und die Bakterien können sie verwerten. Und das ist dann vererblich auf alle folgenden Generationen. Die Resistenz von Bakterien gegenüber Antibiotika hängt z. B. damit zusammen. So gibt es mittlerweile resistente Streptokokken-Abarten, die nicht nur das Antibiotikum Streptomycin vertragen, sondern die ohne es gar nicht mehr leben können.

Grotesk, um nicht zu sagen pervers, wenn Bakterien nicht

mehr ohne ihre ehemaligen Feinde existieren können. Wenn aber nun ein Bakterium auf diese Weise neue Enzyme entwickelt und damit arbeitet, ist das nicht so ähnlich, wie wenn Menschen plötzlich Heu oder Holz verdauen könnten?

Ja, damit läßt es sich vergleichen. Im Prinzip ist das alles in unseren Zellen enthalten, in dieser Informationszentrale, dieser Mikrobibliothek. Und sicher ist es da auch möglich, daß sich neue geistige Seiten auftun.

Also sind die Möglichkeiten dieses Lebensbuches noch völlig unausgeschöpft, und wir wissen wahrscheinlich gar nicht, an welchen Punkten der Entwicklung wir zur Zeit stehen. Welche Entwicklungen sind denn da für den geistigen Bereich überhaupt zu erwarten?

Wer weiß das schon. Wenn aber das Zell-Leben mit dem geistigen Bereich in Verbindung steht, dann sicher nicht nur in der Weise, wie wir es vorhin sahen, also daß man durch Drogen wie Psylocibin unter Umständen latente geistige Fähigkeiten auslösen kann, sondern auch umgekehrt. Es ist durchaus möglich, daß auch vom Geistigen her in den zellulären Mechanismus eingegriffen wird. Die Hormone, die alle in einem internen Regelzyklus sowohl miteinander als auch mit geistig-seelischen Prozessen in Zusammenhang stehen, können in der Tat – das weiß man seit einigen Jahren – in die Vorgänge dieses Ablesens an den Genen eingreifen, indem sie sich etwa an die proteinartigen »Pressezensoren« der Nukleinsäuren anlagern, ihre Zensur vermindern oder beseitigen und dort Texte aufdecken, die vorher zugedeckt waren. – Denken Sie an die Verpuppungshormone bei Insekten und auch an die Verwandlung des Axolotls, die ja ebenfalls mit einem Hormon der Schilddrüse eingeleitet wurde.

Können das nur Hormone bewirken?

Nein, natürlich nicht. Über Hormone läuft nur eine von vielen Möglichkeiten, einen verborgenen Text aufzudecken. Ich habe sie nur aus einem ganz bestimmten Grund als Beispiel gewählt.

Weil eben geistige und psychische Vorgänge sehr eng mit den Hormonzyklen verbunden sind?

Zusammenhänge zwischen seelischen Einflüssen und Krebs?

Genau, weil es tatsächlich sein kann, daß schicksalhafte Ereignisse, die einen treffen, oder bestimmte psychische Eindrücke, die man hat, über eine hormonelle Steuerung bis in das Innerste der Zellen vordringen und in diesen molekularbiologischen Mechanismus hineinwirken.

Und vielleicht auch Krebs bewirken können?

Ja, das wäre der Weg, über den man einen Zusammenhang zwischen Psyche und Krebs – zwischen Schicksal und Krebs – erklären könnte.

War es nicht lange Zeit unmöglich, in der naturwissenschaftlich orientierten Forschung die Frage eines Zusammenhangs zwischen Psyche und Krebs überhaupt anzugehen?

Das war verpönt, unseriös, wenn nicht noch schlimmer. Ich würde sagen, fast alle Forscher haben sich mit Händen und Füßen dagegen gewehrt, so etwas überhaupt in Betracht zu ziehen, obwohl es immer schon sehr beachtenswerte Hinweise gab. Erst seit der historischen Tagung der National Academy of Sciences 1965 in New York über das Thema »Psycho-Physiological Aspects of Cancer« ist dieser Aspekt salonfähig geworden. Inzwischen wurde er auch durch andere

Forschungsergebnisse bestätigt und sogar in ein ganz neues Licht gerückt.

Wodurch?

Weil man jetzt bedeutend mehr über die Gehirnvorgänge weiß: z. B. über Zusammenhänge der hormonellen Aktivität selbst mit den Wahrnehmungen, die wir über die Sinne, also über Auge, Ohr, Geruch, Tastsinn und Geschmack, aber auch über Gedanken und Erinnerungen haben. Über den Thalamus, das Zwischenhirn, bewirkt all das eine unterschiedliche Aktivierung von Hormonen, die ihrerseits nun bis in die Zelle hinein, bis an den genetischen Code reichen und so das biologische Geschehen unmittelbar beeinflussen. Also eine durchgehende Linie von der psychisch geistigen Tätigkeit bis ins Zellgeschehen hinein, die nirgendwo unterbrochen ist. Sie zeigt ganz deutlich, daß freudige ebenso wie unangenehme Eindrücke, Streß und Verlusterlebnisse auch immer unser Hormonmuster verschieben. Und in diesem Moment greifen sie dann auch – oft verstärkt durch Rückkoppelungseffekte, weil sich viele Menschen von solchen Erlebnissen nur schwer lösen können – in den Arbeitsmechanismus der Zelle ein.

Psychiater geben doch an, daß man für bestimmte psychologisch erfaßbare Menschengruppen eine Voraussage machen kann, in welchem Maße sie krebsgefährdet sind. Das kann doch für die Früherkennung wichtige Hinweise geben. Wie kommen Psychiater zu solchen Ergebnissen?

Nicht aus naturwissenschaftlichen Erkenntnissen heraus. Sie sammeln Erfahrungsmaterial, werten diese Daten statistisch aus und ziehen daraus ihre Schlußfolgerungen. So werden große Gruppen von Krebskranken untersucht. Ihre Daten werden zu gesunden Gruppen, die aus dem gleichen Lebensraum stammen, in Beziehung gesetzt. Über mehrere Jahrzehnte haben so z. B. amerikanische Wissenschaftler Material von Patienten mit Leukämie und Lymphomen gesammelt und herausgefunden, daß sich der Krebs in fast allen Fällen im Anschluß an Lebensperioden entfaltet hat, in denen die Trennung von einer Schlüsselperson, von einer starken Bindung – das kann sich auch auf Arbeitsveränderungen beziehen – zu schweren Depressionen führte, zu Hoffnungslosigkeit und Angst.

Führen solche Depressionen immer zu Krebs?

Nein, man fand dann sehr bald, daß hier die Beziehung zu den Eltern stark mitspielt. Die war bei den später an Krebs Erkrankten meist sehr unbefriedigend und mechanisch, emotional leer und kalt. In vielen dieser Fälle konnte insbesondere die Mutter dem Kind keine Liebe und Wärme geben. Auf einer derartigen Basis entstehen dann im Kind große Schwierigkeiten, intime und tiefgreifende menschliche Beziehungen aufzubauen. Im Erwachsenenalter spiegelt sich das dann in einem gestörten oder auch besonders abhängigen Verhältnis wider, das mit emotionalen Verdrängungen und schweren Konflikten verbunden ist. Wenn jetzt ein Verlusterlebnis dazukommt, wenn also diese Menschen die geliebte Person oder selbst einen Hund oder ein Objekt, an dem sie stark hängen, verlieren oder wenn sie einen Beruf, der für sie der Lebensinhalt war, nicht mehr ausüben können, dann entsteht die eigentlich kritische, traumatische Situation. Ein solcher Verlust läßt die ursprüngliche Kindheitssituation wieder aufleben und die latente psycho-biologische Störung wird geweckt.

Was heißt das?

Ich meine damit die latente, die verborgene, schon in der Kindheit angelegte Störung im Wechselspiel zwischen seelischhormonellen Vorgängen und dem tieferen biologischen Geschehen in der Zelle. Diese krankhafte Störung versetzt dann offenbar die biologische Steuerung unserer Zellen gegenüber der übergeordneten Regulation und den Kontrollmechanismen in einen labilen Zustand, so als ob wir in einem Auto mit völlig angeschlagener Steuerung führen und weder Unfälle noch plötzliches Ausbrechen mehr in der Hand haben. Die Kommunikation innerhalb des Organismus ist gestört und so wie der Körper dann in einem solchen Zustand anfälliger gegenüber allen möglichen Krankheiten ist, können sich auch krebserzeugende Faktoren, die vielleicht sonst in Schach gehalten werden, durchsetzen und entfalten. Besonders deutlich konnte das – unabhängig vom Rauchen – bei Patienten mit Lungenkarzinomen im Vergleich zu anderen – nicht krebsartigen – Lungenkranken beobachtet werden. Solchen Menschen kann man den Krebs mit ähnlich sicheren Wahrscheinlichkeits-Prozenten voraussagen wie etwa starken Rauchern! In beiden Fällen handelt es sich um Dauerwirkungen.

Weiß man, was da im Organismus im einzelnen geschieht?

Nein. Nur in großen Zügen. Molekular-Neurologen und Endokrinologen werden dieses Wechselspiel der Hormone, ihre Koppelung an das Nervensystem und andererseits an das Zellgeschehen schrittweise weiter präzisieren.

Hat man heute schon genügend Anhaltspunkte, diese Zusammenhänge biologisch zu begründen?

Ja, natürlich. Die großen Zusammenhänge sind bekannt und auch die theoretische Basis. Solange das noch nicht der Fall war, haben die eingefahrenen Schulen die Zusammenhänge zwischen Psyche und Krebs ja auch rundweg abgelehnt.

Wenn man aber die Krebswahrscheinlichkeit anhand bestimmter psychischer Entwicklungen ebenso voraussagen kann wie beim Raucher, dann wäre das doch Grund genug, diese Faktoren ebenso ernst zu nehmen …

Wie wirken seelische Einflüsse auf die Immunabwehr des Körpers?

… und außerdem müssen Sie ja bedenken, daß seelische Einflüsse die Immunabwehr des Körpers bestimmen. Und zwar positiv wie negativ. Bei unangenehmen Ereignissen oder deprimierenden Erlebnissen, gegen die man sich nicht zur Wehr setzen kann, steigt die Anfälligkeit gegenüber Infektionen schlagartig an. Das läßt sich auch ganz leicht erklären. Durch solche Situationen wird eine Art Streß erzeugt. Das heißt, unser Körper produziert erhöhte Mengen Streßhormone aus der Nebenniere, z. B. Catecholamine oder auch Hydrocortison. Diese Hormone senken aber die Immunabwehr des Körpers. Sie wissen vielleicht, daß man Hydrocortison gegen Allergien spritzt, z. B. bei Hautausschlägen, und zwar weil man damit verhindern will, daß der Körper zu stark immunologisch reagiert. Wenn nun durch eine länger dauernde psychische Grundsituation über das Gehirn der ständig wiederholte Befehl erfolgt, körpereigenes Cortison auszuschütten, so schwächt das die Immunabwehr nicht nur vorübergehend, sondern nachhaltig. Und damit sind wir ganz konkret wieder bei der verminderten Immunlage des Körpers gelandet, die den Krebs begünstigt, und über die wir ja schon gesprochen haben. Der Kreis ist geschlossen.

Die tiefgreifende Wirkung der Hormone – man denke nur an die Antibabypille – ist ja auch in anderer Beziehung genügend drastisch bewiesen worden. Um aber nun bei unserem Problem zu bleiben: Lassen sich die Wechselwirkungen zwischen den Erbinformationen, also den Genen in der Zelle und den Hormonen noch genauer beschreiben?

Ich sagte ja schon, daß Hormone eine große Rolle bei der Auswahl, bei der Aktivierung der vorhandenen Gen-Information spielen. Ein Großteil des Informationsreservoirs ist dabei völlig zugedeckt, wird also für unser Leben wahrscheinlich überhaupt nicht benötigt. Und von dem anderen Teil, der nun unser eigentliches Programm darstellt – Ihres oder meines –, werden wiederum einzelne Teile unterschiedlich häufig benötigt. Nicht nur für die verschiedenen Funktionen unserer Körperteile, sondern auch je nach psychischer Veranlagung. Temperament und vieles andere spielt da mit. An der Auswahl aus diesem variablen Programm und an der Stärke und Häufigkeit der Aktivierungen sind also die Hormone – um das noch einmal festzuhalten – entscheidend beteiligt. Sie sind Stoffe, die die Information nicht etwa unterdrücken, sondern die sie aufdecken. Sie aktivieren bestimmte Gen-Abschnitte und setzen damit vieles in Gang: die Herstellung von Enzymen, die plötzliche Umsetzung von chemischen Substanzen und vieles andere, eine ganze Maschinerie. In besonders dramatischer Weise sahen wir das, wenn Hormone Metamorphosen auslösen; beim Axolotl sogar solche, die im Plan der Natur bisher gar nicht vorgesehen waren.

Was bewirken Hormone im Organismus?

Danach sind die Hormone also Boten, sehr schnelle Boten, denn viele Reaktionen, etwa auf psychische Vorgänge, bei einem Schreck z. B., müssen doch in Bruchteilen von Sekunden ablaufen?

Ja, viele Hormone werden tatsächlich durch einen direkten

Nervenimpuls ausgeschüttet. Der Sympathikus z.B., also einer der großen Nervenstränge des vegetativen Systems, leitet auf entsprechende Wahrnehmungen hin einen direkten Impuls auf die Nebenniere. Dort wird in Bruchteilen von Sekunden Adrenalin und Noradrenalin ausgeschüttet. Diese Hormone lösen dann eine Folgewirkung im Organismus aus, die am genetischen Code oder genauer in die Informationsweitergabe an den Genen etwa dadurch eingreifen, daß sie durch ganz einfache Anlagerung an bestimmte Eiweißkörper zunächst einmal deren räumliche Struktur verändern. Für einige Sexualhormone konnte man das nachweisen.

Nun sind aber solche Eiweißkörper auch mit den Nukleinsäuren verbunden, und zwar belagern sie ganze Gen-Abschnitte und unterdrücken dort das »Ablesen« von den Nukleinsäureketten. Dadurch verhindern sie die Bildung oder auch die Ablösung der bereits am Gen geformten Matrizen, die Ablösung der Kopien vom Original. So ganz genau ist der Vorgang unserer Pressezensur – vor allem bei den höheren Lebewesen – noch nicht analysiert. Jetzt werden Sie schon ahnen, was passiert, wenn ein Hormon die räumliche Struktur bestimmter »Pressezensoren« verändert – man nennt sie übrigens in der Fachsprache »Repressoren«, eben weil sie die Information unterdrücken –: durch die veränderte Gestalt können sie plötzlich ihre Rolle nicht mehr ausüben, die Verbindung mit dem Gen lockert sich und die Information wird auf einmal freigegeben. Das Hormon braucht sich dabei übrigens gar nicht einmal chemisch zu verändern. Es braucht nur da zu sein. Das Ganze verläuft ungeheuer schnell und mit vielfältigen Auswirkungen im Organismus: Die Catecholamine Adrenalin und Noradrenalin z.B. bewirken eine sofortige Mobilisierung der in der Leber gespeicherten Zuckerreserven, schlagartigen Anstieg des Blutdrucks durch Gefäßverengung, Beschleunigung des Herzschlags und übrigens auch ebenso blitzartige Schaltungen im Gehirn. Nur so ist der Organismus überhaupt fähig, auf die vielen unterschiedlichen Anforderungen zu reagieren, die die Umwelt an ihn stellt. In diesem Falle wäre das die durch bestimmte Signale ausgelöste automatische Vorbereitung des Organismus für eine sofortige Flucht- oder Angriffsreaktion, die man ja sehr schön beobachten kann, wenn man etwa durch Händeklatschen, also durch ein Warnsignal, eine Schar von Vögeln auffliegen läßt.

Unsere psychischen Erlebnisse sind also mit diesen stofflichen Vorgängen verknüpft und wirken so bis in die kleinste Einheit des Lebens, bis in die Zellen hinein. Damit ist einerseits der mögliche Zusammenhang zwischen dem Erleben, der Psyche, und Krebs erklärt, andererseits zeigt das aber doch auch ganz deutlich, daß die Zelle alle Lebenseinflüsse aufnimmt und nicht nur einem sich selbst kontrollierenden Computersystem entspricht.

Die Zelle enthält natürlich einen »Computer«, aber gleichzeitig auch den Programmierer. Sie enthält das ganze Programm, ja, Ausgabe und Eingabe unserer Entwicklungen durch die Jahrmillionen.

Versteckte Programme in jeder Zelle?

Das erinnert mich wieder an den riesigen verborgenen Informationsvorrat. Könnte der nicht überhaupt für alle Lebewesen der gleiche sein, nur daß eben immer wieder ein anderes Programm daraus abgelesen bzw. zusammengestellt wird?

Das ist nicht ausgeschlossen. Ich glaube sogar, wir sind mit den anderen Lebewesen, mit dem Grashalm, Wurm, Frosch oder Elefant viel mehr verwandt als wir denken. Rein platzmäßig, von der Speicherkapazität her, ist es durchaus möglich, daß die Programme aller Lebensformen dieser Erde darin ent-

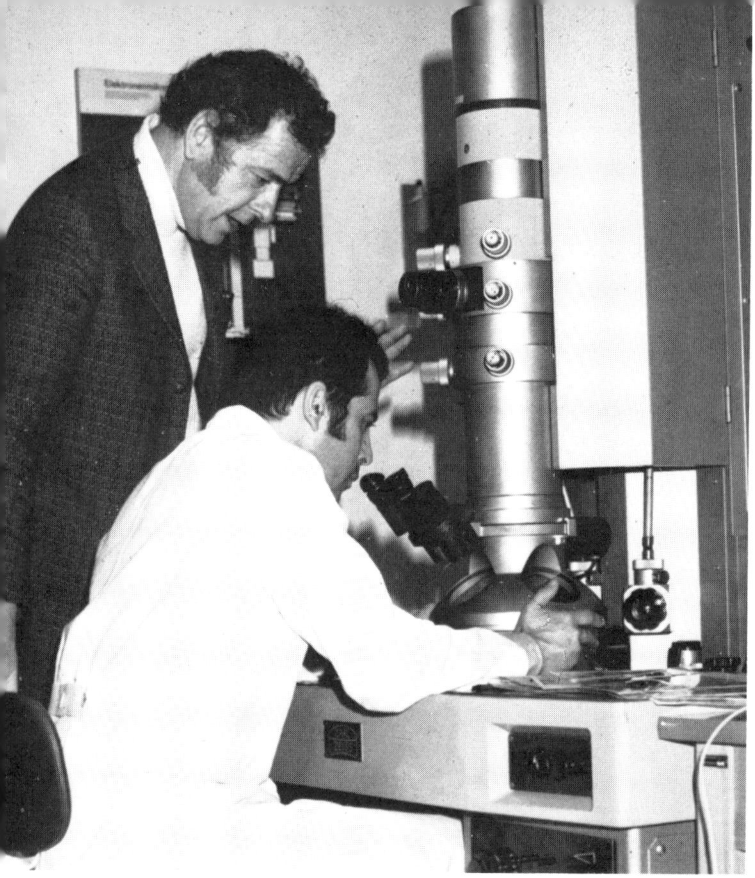

Mit Hilfe des Elektronenmikroskops kann man bis in die feinsten Strukturen des Zellkerns vordringen. Einzelheiten der Chromosomen werden erkennbar.

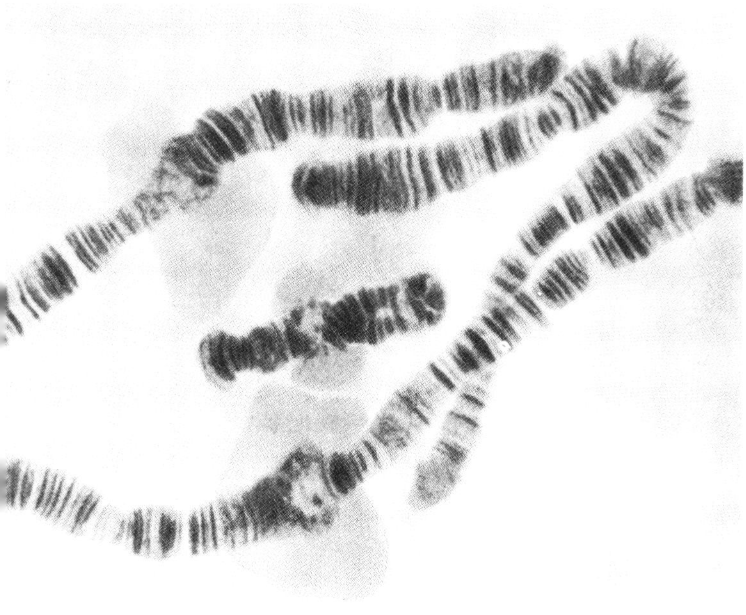

Von den unzähligen Abschnitten eines Chromosoms sind die meisten für immer zugedeckt. Ihre Information kennen wir nicht, da sie nicht abgelesen wird. So besitzt jede Gen-Kette – wie auch das hier abgebildete Riesenchromosom einer Taufliege, durch das unterschiedliche Auf- und Zudecken der darin enthaltenen Information eine unendliche Anzahl von Kombinationsmöglichkeiten und damit von Programmen.

halten sind, und daß gerade der Teil freigelassen ist, der uns entspricht, der wir sind. Vielleicht ist auch alles Vergangene – unsere ganzen zurückliegenden Evolutionsstufen – ebenfalls darin gespeichert, entsprechende Abschnitte wurden im Lauf der Zeit zugedeckt, andere aufgedeckt. Das kann sich auch auf die eventuell noch kommenden Evolutionsstufen beziehen; auch die könnten natürlich schon in unserem Chromosomenmaterial vorhanden sein, nur eben noch zugedeckt, noch latent.

Das ginge aber doch nur, weil in unseren Chromosomen gewissermaßen Milliarden von Buchseiten enthalten sind?

Ja, einmal das, aber es ist ja nicht nur die Länge der Chromosomen, die riesige Zahl der Gen-Abschnitte, sondern vor allem sind es die praktisch unendlichen Kombinationsmöglichkeiten durch unterschiedliches Auf- und Zudecken, die die Zahl der möglichen Programme gleich noch einmal potenzieren.

Das müssen Sie mir näher erläutern.

Zunächst einmal haben wir auf unseren Genen eine Vielzahl von Abschnitten. Bereits die kann man kombinieren. Denken Sie an unser Alphabet mit seinen 25 Buchstaben oder noch besser an das Morsealphabet mit seinen nur drei Zeichen...

Sie meinen Punkt, Strich und Zwischenraum?

Ja, da zeigt sich, daß man schon durch die Anordnung weniger Zeichen ohne Schwierigkeiten alle Nachrichten in allen Sprachen der Welt codifizieren kann. Das alles geht nur, weil man bereits diese drei Zeichen in der verschiedensten Weise kombinieren kann. Wenn Sie nun ein und denselben langen Morsetext an vielen Stellen zudecken, dann haben

Sie natürlich im gleichen Moment eine ganz andere Information. Man kann aber den ursprünglichen Text auf zahllose verschiedene Weisen zudecken, in immer anderen Kombinationen, und jedesmal ändert sich die Gesamtinformation. Wenn das planlos geschieht, wird viel Nonsens-Information dabei sein. Wenn man das Ganze überlegt ausführt, kann man praktisch jede sinnvolle Information aus ein und demselben Morsestreifen herausholen. Viele Geheimtexte werden ja auf diese Weise konzipiert. Es ist dann nur die Frage, wer den jeweiligen Code kennt und ihn richtig abliest.

Hängt das mit dem von Mensch zu Mensch verschiedenen Immunschutz zusammen?

Das hängt schon damit zusammen. Aber nicht nur damit, sondern mit allen das Individuum betreffenden Lebensvorgängen. Denn in der Zelle, in jeder Zelle unseres Körpers, wird normalerweise erstaunlich richtig abgelesen.

Wer liest da eigentlich ab?

Wer da abliest? Das ist die Messenger-RNS, so heißt eine bestimmte Nukleinsäure, die tatsächlich von diesen Buchstaben, von dem genetischen Text der DNS, wie in einem Druckvorgang geprägt wird.

In wessen Auftrag liest sie ab?

Das wissen wir nicht. Daß es ein zufälliger Auftrag ist, ist sehr zu bezweifeln. Wenn die augenblicklich vorherrschende Theorie stimmt, daß die Erde möglicherweise seit vier oder gar zehn Milliarden Jahren besteht, dann war diese Zeitspanne zu kurz, um durch Zufall so komplizierte Organisationen entstehen zu lassen, wie es irgendwelche Lebewesen sind, ja nicht einmal eine Zelle oder ein Bakterium. Man kann ja durch Berechnung der statistischen Verteilung und der Anordnung von Zufälligkeiten abschätzen, wie hoch die Chancen einer zufälligen Lebensentstehung sind. Wenn die Theorie über die Entwicklungszeit der Erde also stimmt und der komplizierte Aufbau der Lebensinformation durch Zufallsereignisse nicht in Frage kommt, dann gäbe es noch die Möglichkeit, daß aus einem Bereich der reinen Information, den wir nicht näher kennen, der also nicht materiell-energetisch und damit auch nicht Raum-Zeit-gebunden ist, Einflüsse mit hohem Informationsgehalt in unsere Welt gekommen sind. Diese Einflüsse hätten sich dann in der Materie als bereits fertige Information manifestiert. Im Prinzip gibt es nur diese beiden Möglichkeiten.

Dann wäre aber eine der beiden Konsequenzen diejenige, daß ein Plan dahintersteht. Was müßte man nach der Wahrscheinlichkeitsrechnung eher annehmen?

Ich weiß nicht was wahrscheinlicher ist. Allein die physikalisch-chemischen Bedingungen auf unserem Planeten sind bereits ein großer »Filter« für diese All-Information, d. h. dafür, ob diese sich hier in irgendeiner Form entfalten kann oder nicht, ob sich eine Biosphäre bildet oder nicht. Aber trotzdem bleibt die Frage bestehen, warum sich die Materie überhaupt zu etwas so Kompliziertem wie einem Lebewesen organisieren kann. Diese Frage steht im Raum.

Sie sagten einmal, dieser Plan läßt große Freiheiten?

Ja, das heißt, wenn man überhaupt einen dahinterstehenden Plan annimmt, dann ist es jedenfalls einer, der sehr viele Freiheiten zuläßt. Denken Sie nur an die gerade erwähnte, fast unendliche Anzahl von Kombinationsmöglichkeiten. Und so wie man mit 25 Buchstaben die unterschiedlichsten Bibliotheken füllen kann, haben wir auch hier ein gewaltiges

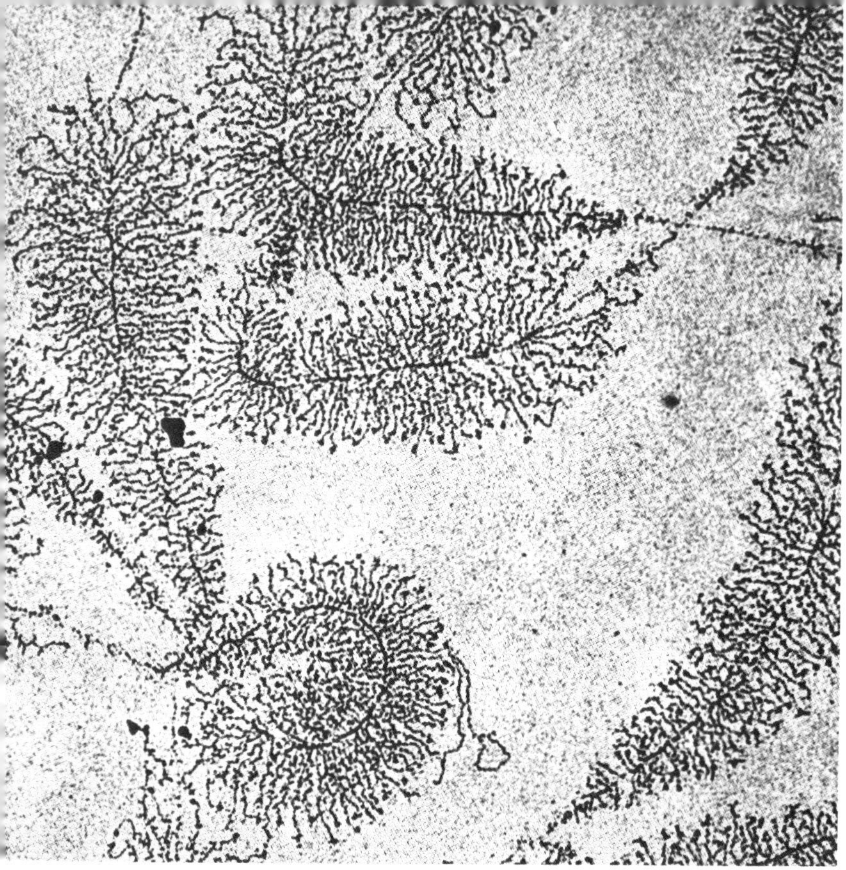

Erstmalige Aufnahme »arbeitender« Gene mit dem Elektronenmikroskop. Die langen Fäden sind DNS-Abschnitte, an denen kurze, immer länger werdende RNS-Matrizen hintereinander wie in einer Rotationspresse entstehen.

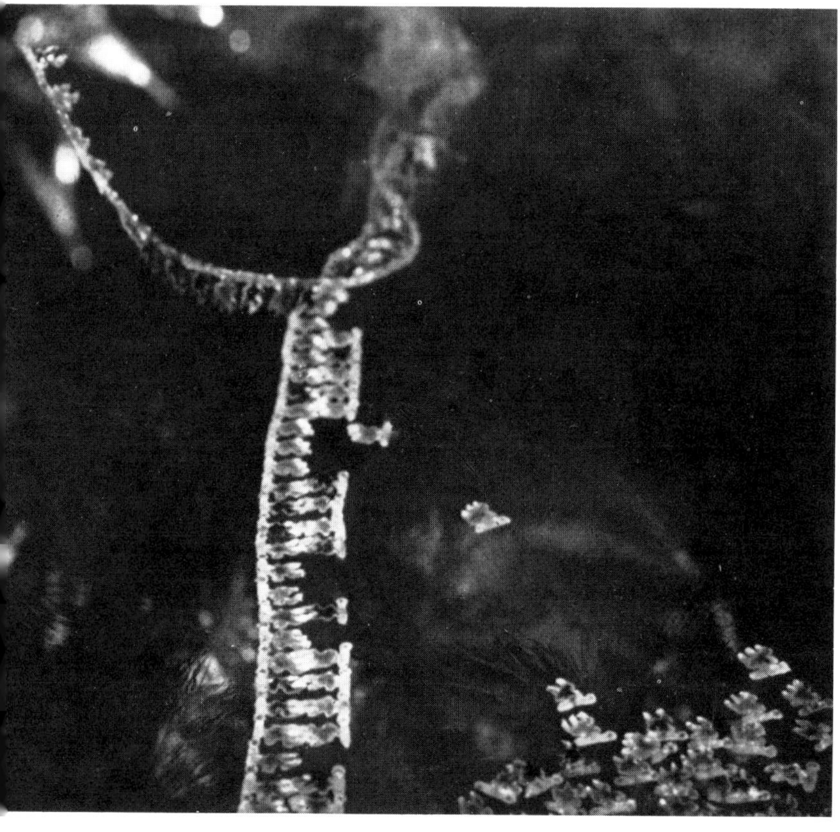

Modell des Vorstadiums des gleichen Vorgangs unter Benutzung »biologischer« Molekülformen. Bevor die zu einer spiraligen »Wendeltreppe« (Doppelhelix) zusammengedrillten DNS-Fäden auf diese Weise abgelesen werden können, muß sich der spiralige Doppelfaden auseinanderfalten.

Reservoir an möglichen Bauplänen des Lebens zur Verfügung, wenn man das so bezeichnen will. Die Freiheit liegt also in der Auswahl. Deshalb kann sich auch das Leben in der oder jener Richtung entwickeln.

Kann diese Freiheit von Menschen mißbraucht werden? Es ist doch die Rede davon, daß wir in die Erbanlagen, in die Gene, künstlich eingreifen können. Was ist da zu erwarten?

In die Erbanlagen des Menschen wirklich gezielt einzugreifen ist zunächst nur theoretisch möglich. Es wird natürlich viel herumexperimentiert. Aber dabei handelt es sich immer noch um Zufallsergebnisse, weil künstliche Mutationen als blinde Informationsänderungen in der Hauptzahl Nonsens-Information und damit nicht lebensfähige Formen ergeben.

Ist die Information in der Zelle manipulierbar?

Die Möglichkeiten sind natürlich abenteuerlich und setzen der Phantasie keine Grenzen. Wenn man einmal darangehen würde, bestimmte Gene in der Keimzelle gezielt zu mutieren, und zwar in großem Maßstab, und durch Weiterzüchtung dieser Mutationen in die menschliche Evolution eingriffe, dann veränderte man natürlich den Bauplan des Lebens für alle Zeiten, sobald diese Veränderungen dominant würden, sich also durchsetzten. Das wäre etwas Ungeheures, weil das ja nicht nur einzelne Individuen betrifft, die mutiert sind, sondern alle folgenden Generationen, auf die sich der neue Plan fortpflanzt. Damit hätten wir den Bauplan auf ewig verändert, den ursprünglichen Plan auf immer vergessen und sozusagen der Evolution eine neue Richtung gegeben.

Bedeutet das, daß sich in solchen Experimenten der menschliche Geist als Schöpfergeist versucht?

Ja, sicher, aber er versteht ja die Zusammenhänge noch gar nicht. Wir haben gerade erst erfahren, daß es einen Code gibt, aber wir haben überhaupt keine Ahnung, welchen »Sinn« dieser Code hat. Und nur allein von dieser Tatsache her, daß es ihn gibt und daß er veränderbar ist, bereits in ihn eingreifen zu wollen, das ist eine gewaltige Anmaßung, das ist viel zu früh. Wir müßten erst wissen, was eigentlich wirklich in der Natur gespielt wird und was da – wenn überhaupt – vielleicht gewollt ist. Wir sind ja auch durchaus auf dem Wege, das immer mehr zu erkennen. Unser plötzlich erwachtes Umweltbewußtsein, das Erkennen ökologischer Regelkreise, geht ja schon in diese Richtung.
Wenn wir dagegen wüßten, hier ist eine Wand, durch die können wir mit unserer Erkenntnis nicht mehr hindurch, dann könnte man das noch verstehen. Aber wir erfahren ja Tag für Tag, daß wir wirklich Möglichkeiten haben, in die eigentlichen Geheimnisse der Biologie allmählich tiefer einzudringen und z. B. auch Erkenntnisse zu sammeln, die uns über den Zusammenhang und den Ablauf der genetischen Pläne mehr sagen.

Wie sehen denn eigentlich die Experimente konkret aus, die hier in letzter Zeit gemacht wurden?

Vielleicht zuerst einmal ein positives Ergebnis: So sind z. B. durch genetische Manipulationen Getreidesorten gezüchtet worden, die sich neuen Lebensbedingungen wesentlich besser anpassen. Ein wichtiger Faktor für die Agrarwirtschaft in Entwicklungsländern. Etwa für Kenia. Dieses Land war bis zur Einführung der neuen Sorten ein Getreideeinfuhrland. Praktisch über Nacht konnte es nun seine Ernte versechsfachen und wurde damit zum Getreideausfuhrland. Und

wenn Kenia etwas dafür tut, seinen Boden trotz dieser starken Auslaugung vital zu halten, bleibt das auch so. Das wäre jetzt ein Beispiel für die Auswirkung einer Keimzellenänderung, die sich in allen Folgegenerationen fortsetzt.
Und nun ein völlig anderes Beispiel: Biologen haben den Versuch gemacht – es war ein recht makabres Experiment – Mäusechromosomen mit Menschenchromosomen zu verschmelzen, also zwei ganz verschiedene Informationen einander durchdringen zu lassen. Und etwas Verrücktes geschah: in einigen Fällen bildete sich tatsächlich ein neuer Chromosomensatz, der aus den Genen beider Arten zusammengesetzt war, also »Menschenmaus«-Zellen, die lebensfähig waren, sich teilten und vermehrten. Etwas Ähnliches gelang jetzt bei Pflanzen mit Kartoffeln und Tomaten.

Wie ist so etwas möglich?

Mit Hilfe eines bestimmten Influenza-Virus und neuerdings auch mit einem bestimmten Enzym, die beide die Eigenschaft haben, Zellwände aufzulösen. So konnten sich Menschen- und Mauszellen, die in einer gemeinsamen Gewebekultur gezüchtet wurden, zunächst einmal durchdringen. Bei den nächsten Teilungsschritten passierte es dann, daß sich tatsächlich Menschenchromosomen mit Mäusechromosomen kreuzten. Es entstand ein Bastard-Zelltyp, halb Mensch halb Maus, der im Reagenzglas lebensfähig war, sich weiter teilte und eine neue selbständige Kultur bildete.

Das hört sich wirklich makaber an, aber auch so, als ob wir gerade wie ein Kind, das die Probleme noch nicht erfaßt hat, dabei wären, mit der Schöpfung herumzuspielen, um zu sehen, was dabei herauskommt.

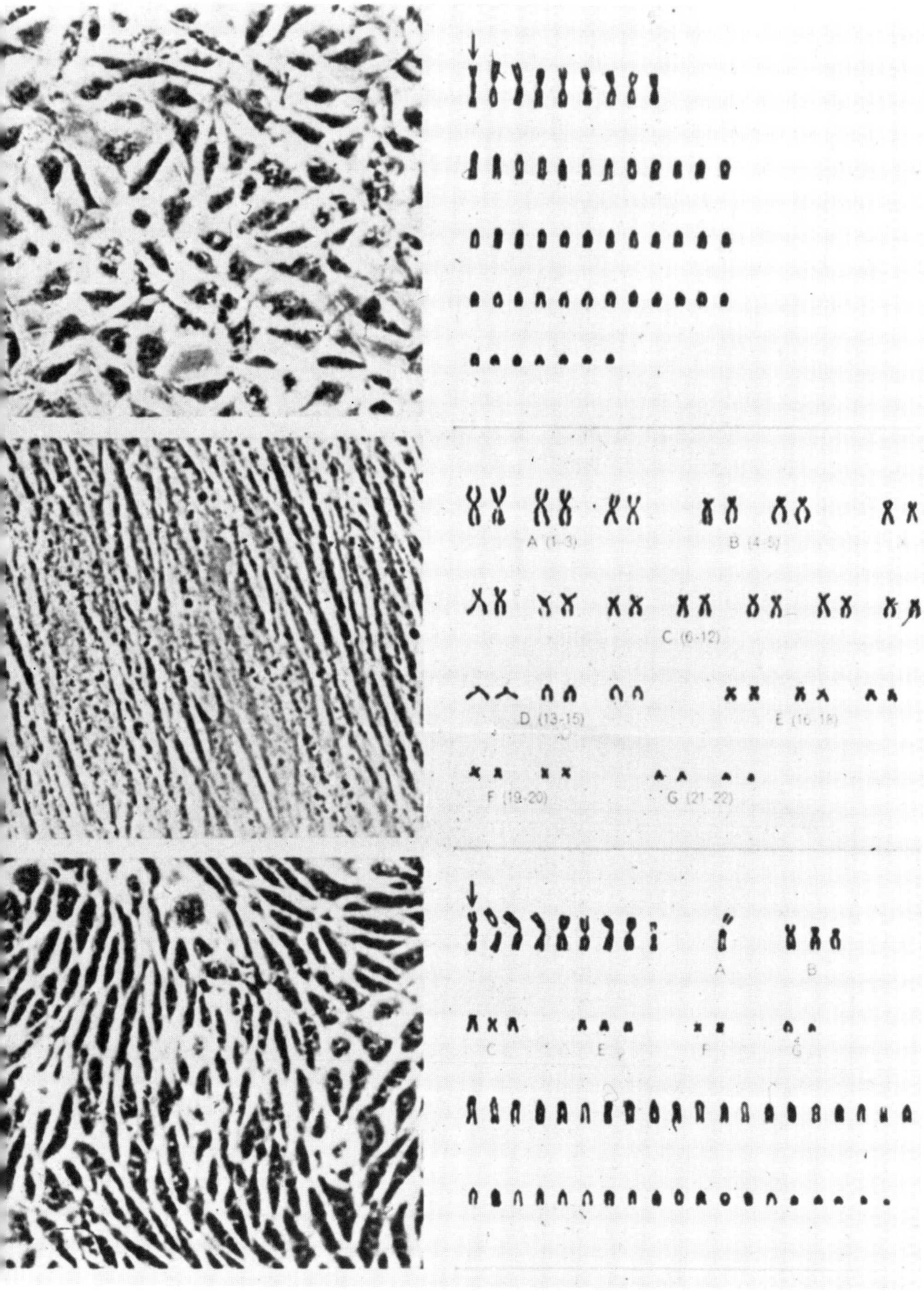

Künstliche Verschmelzung von Mäusezellen (oben, mit Chromosomensatz) und Menschenzellen (Mitte) zu einem lebens- und vermehrungsfähigen Maus-Mensch-Bastardzelltyp (unten, mit neu entstandenem Chromosomensatz.

Ja, schon, das ist ja auch sehr spannend. Es reizt einen Wissenschaftler natürlich sehr, so etwas zu tun, nicht nur um neue Erkenntnisse zu gewinnen, sondern vielleicht auch um zu sehen, ob wir die Pläne der Natur tatsächlich manipulieren können.

Ist die kosmische Information manipulierbar?

Bleibt nicht die Frage, ob wir letzten Endes überhaupt in eine unvorhergesehene Richtung außerhalb des »Planes« manipulieren können, immer bestehen? Man kann doch den »Plan«, diese Welt der Information, so umfassend sehen, daß sie auch unseren Geist und alles was dieser erdenken kann, mit umschließt. Dann könnten wir auch bei allen Manipulationen letzten Endes nicht aus dem Gleichgewicht der Schöpfung herausfallen. Einfach, weil wir auch dann immer noch im Rahmen der vorgegebenen Informationen bleiben.

Das ist nicht gesagt. Natürlich haben wir keine wirkliche Ahnung von den kosmischen »Plänen«, falls es überhaupt solche gibt, aber denken Sie nur einmal an die Mutationen und Mißgeburten, die nicht lebensfähig sind. Auch die sind ja dann in einem so vorgegebenen Gesamtplan enthalten. Die Informationen daraus sind also durchaus nicht immer so beschaffen, daß sie unserer Biosphäre, unseren Lebensbedingungen entsprechen müssen. So gibt es sicher eine Unzahl von Spielarten genetischer Texte, die aus dem Gesamtprogramm zwar abgeleitet werden können, doch offensichtlich nicht in die Welt passen. Die meisten Mutationen gehen ja auch zugrunde, wie man weiß. Nur wenige setzen sich durch.

Sprechen wir aber wieder von unserem Geist –

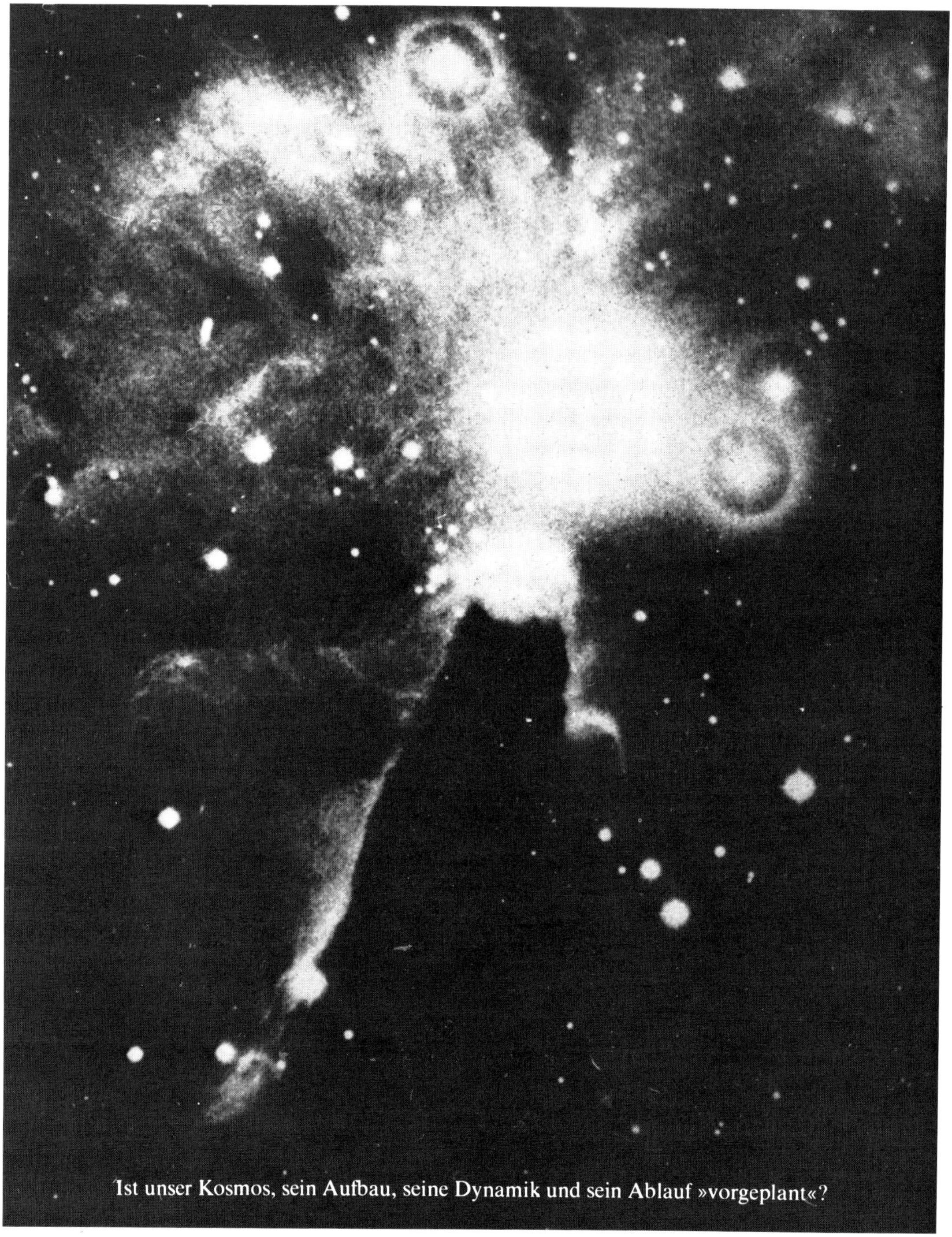

Ist unser Kosmos, sein Aufbau, seine Dynamik und sein Ablauf »vorgeplant«?

... obwohl wir eigentlich gar nicht wissen, was das ist. Nun gut, auf der einen Seite ist unsere geistige Tätigkeit an Materie gebunden: selbst etwas so Sublimes, schwer Faßbares wie Gedächtnis oder Erinnerung ist in unserem Gehirn eindeutig molekular gespeichert. Unsere Denkvorgänge haben also energetisch-materielle Grundlagen, die wir inzwischen biologisch beschreiben können. Ob nun aber auf der anderen Seite auch die ursprüngliche Information, die dem genetischen Code zugrunde liegt, in unserer Raum-Zeit-Materiewelt ihren Ursprung hat, das weiß man deshalb noch nicht. Da wir nur einen kleinen Teil der Gesetze kennen, die den genetischen Code beeinflussen, den großen Zusammenhang aber nicht sehen, müssen wir ohne weiteres auch damit rechnen, daß wir durch solche Manipulationen – indem wir mit komplizierten Techniken die natürlichen Schutzwälle übersteigen, die den genetischen Code bisher so erfolgreich gegen Eingriffe abschirmten – wirklich neue Informationen schaffen, also Lebewesen, die überhaupt nicht vorgesehen waren. Mit anderen Worten, daß wir die Spezies Mensch und damit eventuell die ganze Biosphäre in eine Richtung steuern, die ohne unseren Eingriff nie eingeschlagen würde.

Sie schließen also nicht aus, daß wir als Menschen in den kosmischen Plan eingreifen können?

Wenn wir den genetischen Code so verstehen, daß er aller bisherigen Entwicklung des Lebens als Speicher der Erbinformation zugrunde liegt und gleichzeitig das Grundmaterial für zukünftige Entwicklungen abgibt, dann können wir in diese Pläne eingreifen. Daß unser Geist dabei sinnvoll eingreifen kann – bevor er überhaupt die Zusammenhänge voll überschaut – muß man wohl bezweifeln. Jedenfalls wissen wir noch sehr wenig über das, was in diesen Dimensionen gespielt wird.

Wie ist es denn dabei mit dem menschlichen Geist selbst bestellt? Welche Entwicklungsmöglichkeiten hat er?

Keine Ahnung. – Aber ich würde aus denselben Gründen, die wir für die biologische Weiterentwicklung angedeutet haben, also erstens aus dem enormen Reservoir von Texten heraus, die im Laufe der Entwicklung immer differenzierter in Erscheinung treten, und zweitens, weil geistige und biologische Vorgänge doch sehr eng verflochten sind – aus diesen beiden Gründen möchte ich annehmen, daß wir die gleichen Evolutionsmöglichkeiten für unsere geistigen Fähigkeiten haben.

Hat der menschliche Geist noch Entwicklungsmöglichkeiten?

Worin sehen Sie selbst den Sinn dieser Weiterentwicklung, den Sinn dieser Evolution? Ich meine das jetzt ganz persönlich: Haben diese Erkenntnisse auch einen Einfluß, eine Auswirkung auf Ihr Leben?

Das bleibt nicht aus, wenn man sich intensiv mit diesen Dingen beschäftigt. Der Ausdruck »Sinn des Lebens« ist in diesem Zusammenhang vielleicht etwas zu hoch gegriffen. Aber

Haben solche Erkenntnisse auch persönliche Konsequenzen?

ich habe doch den Eindruck, daß ich durch die Beschäftigung mit den eigentlich noch sehr winzigen Schritten, mit denen die Wissenschaft gerade dabei ist, in die lebende Materie einzudringen, in den Bereich der Informationswelt und ihrer verborgenen Texte, daß mir dabei eine Möglichkeit gegeben ist, unsere Umwelt völlig anders zu sehen, als ich das früher tat.

Das ist ja das Faszinierende an meinem Beruf, daß er mir in dieser Beschäftigung mit der lebenden Materie Möglichkeiten eröffnet, auch mich selbst anders zu sehen, weil ja auch ich wiederum aus der gleichen Materie bestehe. Und so sehe ich natürlich auch das Gras, die Blumen und Bäume draußen in der Natur völlig anders als früher. Ein Baum steht für mich nicht nur so da, sondern, da ich weiß, daß sich da ständig ein ungeheuer dichtes Informationsgeschehen abspielt, spüre ich deutlich die Dynamik: ein Spiel von zahllosen Abläufen in den Zellen, von schillernden Informationsübergängen, Rückkoppelungen, Stoff- und Energieregulationen. Und immerfort steuert ein übergeordnetes System über zahllose Gene diesen gewaltigen biologischen Mechanismus.
Selbstverständlich ist das nicht immer gegenwärtig, dieses Bewußtsein von der Biochemie, aber es ist da. Es gibt der Natur einen völlig anderen Inhalt. Man kann das natürlich auch wieder auf sich selbst anwenden. Wenn ich meine Hand betrachte, dann sehe ich sie nicht nur als ein Stück Fleisch, vielleicht noch mit einigen pulsierenden Blutgefäßen, sondern ich bin mir bewußt, daß in jeder winzigen Zelle ständig alles mögliche passiert, daß sich dort jede Sekunde Hunderte von Kreisläufen gegenseitig regulieren. Und in diesem Moment wird auch der ganze Kosmos viel größer, viel dichter, vielschichtiger. So kommt es, daß ich in der Tat heute völlig anders denke als noch vor wenigen Jahren, und daß ich auch mich selbst viel intensiver in die Biosphäre einbezogen sehe – was letzten Endes ja auch der Wirklichkeit weit mehr entspricht.

Als Sie von dem dynamischen Leben des Baumes sprachen, so wie Sie es gerade schilderten, hatte man ein bißchen den Eindruck, daß Sie da eine unmittelbare Manifestation des Geistes in der Materie sehen. Ist das richtig?

Geist würde ich nicht sagen. Ich weiß nicht, ob es gerade das ist.

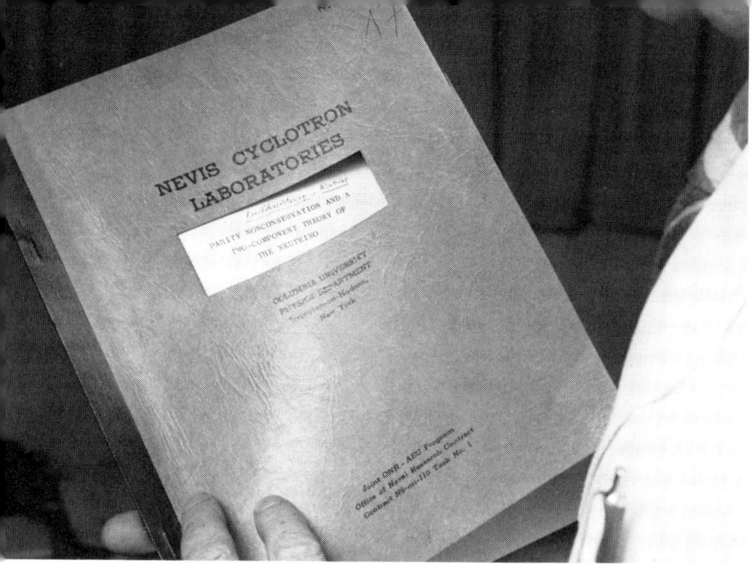

Die theoretische Physik rechnet seit langem mit »Quasi-Kräften«, mit Resonanz- und Fernwechselwirkungen . . .

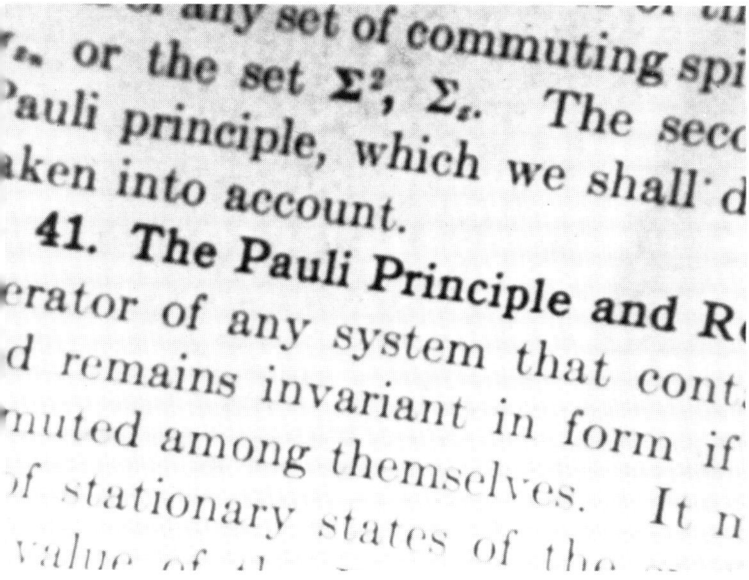

. . . die dem Bereich der »reinen Information« angehören . . .

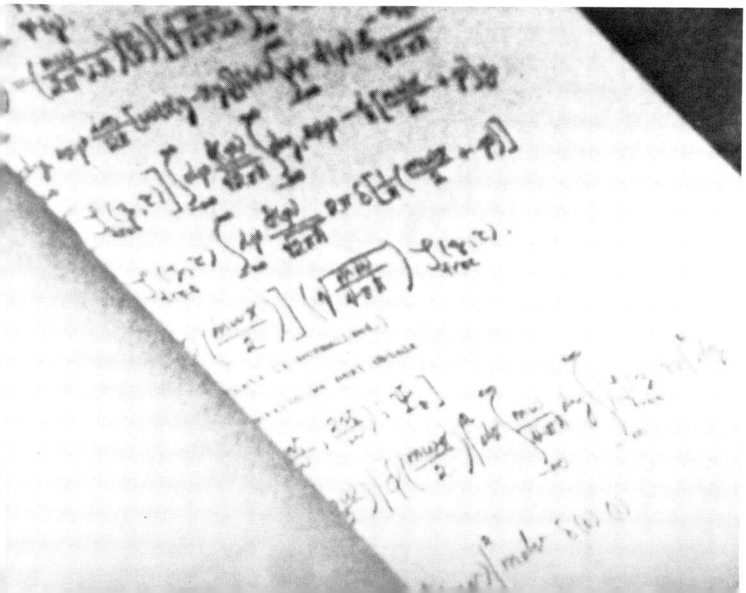

. . . und mit üblichen Materie-Energie-Gleichungen nicht erfaßt werden können.

Was dann?

Eine bestimmte Art von Information, wie sie Norbert Wiener definiert hat: Eine dritte Entität neben Materie und Energie.

Also etwas, das neben Materie und Energie in den sichtbaren Dingen verborgen ist und sie beeinflußt? Jedenfalls eine weitere Dimension, die bisher in der Wissenschaft immer vorausgesetzt, aber eigentlich doch nie betrachtet wurde?

Ja, mit der vor allem früher auch nie gearbeitet wurde. Interessanterweise war es die Physik, die als erste anfing, diese Dimensionen einzubeziehen.

Steht hinter den Zellen eine Dimension, die wir nicht kennen?

Ich denke da an Forschungen über Fernwechselwirkungen zwischen Atomen oder z. B. an das Pauli-Prinzip.

Was ist das?

Das ist dieses eigenartige Prinzip in der Physik der Elementarteilchen – es wurde 1925 von Wolfgang Pauli entdeckt –, wonach ein Elektron, das von außen auf ein Atom zukommt, »weiß«, welche Quantenzahlenkombinationen die bereits vorhandenen Elektronen besitzen, und sich entsprechend diesem »Wissen« einordnet. Man dachte immer, das neue Elektron erfährt das irgendwie durch Kontakt mit den vorhandenen Elektronen. Dann hat man alle Wechselwirkungen ausgerechnet und stellte fest, daß ein energetischer oder dynamischer Kontakt überhaupt nicht in der Rechnung drin ist. Es blieb also bei einem regelrechten »Wissen« – man weiß kein anderes Wort – dieses Elektrons um den Zustand der anderen. Ein eigenartiges Phänomen, das nicht mit Materie-

Energiegleichungen erklärt werden kann. Deshalb spricht man von »exchange forces«, von Austauschkräften.

Stehen wir da vor einem Geheimnis, das sich zwar in Wirkungen kundtut, aber wissenschaftlich nicht zu definieren ist?

Arbeiten wir mit Wirkungen, deren Ursache wir nicht kennen?

Definieren kann man alles. Was wichtiger ist: es wird jedenfalls inzwischen sehr viel damit gearbeitet und gerechnet. Es ist also nicht so, daß das Phänomene sind, die man nicht gebrauchen könnte. Im Gegenteil, man ist heute in der Atomphysik und auch in der Chemie, z. B. für die Erklärung vieler statistischer Eigenschaften, direkt darauf angewiesen, mit dem Pauli-Prinzip zu rechnen. Auch in der Biologie beginnt man allmählich, sich um ähnliche Fernwechselwirkungen zu kümmern. Denn man kommt einfach nicht mehr weiter, wenn man die Zelle nur für sich betrachtet und sich sagt, nun gut, sie steht eben durch die Säfte und Nervenleitungen mit den anderen Zellen in Verbindung. So einfach kann das nicht sein, nicht einmal beim Atom ist das so einfach. Es müssen auch hier bisher unbekannte Möglichkeiten des »Wissens« aller Zellen um den Plan aller anderen Zellen existieren.

Wird hier nicht besonders deutlich, daß die Entwicklung noch in einem ganz frühen Stadium steckt?

Ja, ganz sicher, denn wir fangen eigentlich erst jetzt an zu entdecken, was wir im biologischen Geschehen alles nicht wissen: Denken Sie nur an die eine Erkenntnis, von der wir die ganze Zeit sprechen, an die gewaltige Bibliothek im Innern unserer Zellen mit ihren verborgenen Texten, an dieses Buch des Lebens, von dem erst ein paar Seiten aufgeschlagen sind.

Daran sehen Sie, daß schon ein paar Mosaiksteinchen an Erkenntnis uns Einblicke geben, wie man sie z. B. in den fünfziger Jahren überhaupt nicht für möglich gehalten hätte. Nimmt man so bekannte Erscheinungen wie die Gravitation hinzu, die ja vergleichbare physikalische Gesetze in allen Galaxien erwarten läßt, oder etwa die Anziehung von Atomen über kosmische Entfernungen hinweg, die Wechselwirkung zwischen Milchstraßen, die Milliarden Lichtjahre im Raum auseinanderliegen, dann müßte eigentlich ein Gesamtplan, der hinter dem Ganzen steht, viel gewaltiger sein, als wir das bisher ahnten.

Und dabei sind wir noch nicht einmal so recht in der Lage, den Bauplan »Zelle« im Gesamtplan »Organismus« zu verstehen.

Ja, das Problem ist eben hier vor allem, die dynamische Verflochtenheit, das vernetzte Wechselspiel dieser vielen mitwirkenden Faktoren zu verstehen, ihr Miteinander, Nebeneinander, Gegeneinander, das letztlich doch ein Zusammenspiel ist – wenn auch oft behindert, gestört, gebremst –, an dem die Zelle dann teilnimmt.

Wenn man nun den Krebs als eine Störung des Bauplans begreift, vielleicht über eine winzige Änderung im genetischen Code der Zelle, und zwar als das Entstehen einer Art zweiten Lebens in uns – weil es in unser normales Leben nicht mehr integriert wird –, dann wird eigentlich plötzlich klar, vor welchen Schwierigkeiten Medizin und Forschung standen ...

... die Schwierigkeiten sind auch noch keineswegs überwunden ...

... natürlich nicht, aber ich wollte jetzt einmal speziell auf die Schwierigkeiten zu sprechen kommen, die sich aus der Viel-

zahl der bereits bekannten Ursachen ergeben, die doch sicher auch mit der Tatsache zusammenhängen, daß die Krebswucherung keine Krankheit im eigentlichen Sinne ist?

Genau, denn das meiste, was bisher als Ursache angegeben wurde, ist sicher nicht die eigentliche Ursache, sondern entweder nur ein Auslöser oder bereits ein Symptom, während die eigentlichen Ursachen schon lange vorher den Boden bereitet hatten. Denn kaum einer kann sich heute noch den vielen Krebsnoxen, den krebsauslösenden Stoffen und Einflüssen entziehen, und doch erkrankt nicht jeder an Krebs. Der eigentliche Werdegang, die Genese, muß also tiefer liegen.

Welches sind nun diese Ursachen, diese Auslöser? Wie viele gibt es denn?

Das weiß ich überhaupt nicht. Ein paar Hundert vielleicht, jedenfalls eine Unmenge. Es beginnt bei einer großen Zahl von Chemikalien, wie den krebserzeugenden Kohlenwasserstoffen, den Nitrosaminen und anderen gefährlichen Umweltgiften, es geht weiter mit dem Raucherkrebs, Arsenkrebs, Kaminfegerkrebs bis hin zu den hormonellen Faktoren und den seelischen Ursachen, über die wir ja schon sprachen. Dann haben wir die ganze Skala der gefährlichen Strahlungen, radioaktive, UV-, Gamma- und Röntgenstrahlen, durch die praktisch die erste Generation der Röntgenforscher dem Krebs zum Opfer fiel. Aus Kreuzungsversuchen bei Tieren, z. B. verschiedener Zahnkarpfenarten, weiß man weiter, daß bestimmte genetische Kombinationen Krebs erzeugen, mit der Konsequenz, daß auch die Nachkommen Wucherungen ausbilden. Danach sind auch Erbfaktoren mit im Spiel.

Solche Erkenntnisse würden dann aber doch erneut die Frage aufwerfen, ob Krebs nicht vielleicht doch erblich ist?

Ich muß sagen, nein. Zumindest nicht im Sinne der üblichen Erbkrankheiten. Denn selbst wenn Sie von der Virus-Theorie ausgehen, den A-Genen, wie wir sie genannt haben, so verändert sich ja nur etwas in den betreffenden Körperzellen, die dann zu wuchern beginnen. Solange aber nicht auch die Keimzellen des Krebskranken verändert sind, ist der genetische Code seiner Nachkommen nicht betroffen. Veränderte Keimzellen würden andererseits wahrscheinlich gar nicht zeugungsfähig sein. Und doch ist natürlich auch an der Vererbungstheorie etwas Wahres dran. Allerdings ist nicht der Krebs selbst erblich, sondern eher eine gewisse Krebsveranlagung, die Tendenz, ob jemand zu Krebs neigt oder nicht, ob er anfälliger ist oder nicht. Eine solche Disposition könnte durchaus erblich sein. Statistische Untersuchungen über die Krebshäufigkeit in bestimmten Familien scheinen das auch zu bestätigen.

Das wäre also eine Parallele zur Vererbung gewisser Charaktereigenschaften, oder auch der Hautbeschaffenheit, bestimmter Stoffwechselschwächen, wie z. B. die Neigung zur Zuckerkrankheit?

Genau. Es geht hier um die Vererbung von Anlagen, die für die Krankheit einen günstigen Boden bereiten. Auf den Krebs bezogen bedeutet das: Schadstoffe aus Luft, Wasser oder Nahrungsmitteln, psychische Faktoren wie Streßfolgen und verdrängte Lebensprobleme werden bei erblich disponierten Menschen eher als bei anderen das »Umkippen« zum Krebsstoffwechsel auslösen können, werden eher die Information oder die Informationsweitergabe in den Zellen ändern, als das ohne diese Veranlagung der Fall wäre. Aber natürlich ist auch diese Form der Vererbung nicht zwingend. Denn jeder Mensch hat zwei Eltern, und da ist es immer noch die Frage, ob die entsprechende Veranlagung dominant oder rezessiv ist, d. h. sich durchsetzt oder nicht.

Muß man daraus nicht die Schlußfolgerung ziehen, daß Menschen, in deren Familien Krebs schon häufiger aufgetreten ist, die Möglichkeit der Vorsorge-Untersuchung, wie sie heute zum Teil kostenlos gegeben ist, so häufig wie möglich in Anspruch nehmen sollten?

Das ist eine selbstverständliche Schlußfolgerung.

Warum stellen wir uns so selten der Früherkennung?

Und doch wird von den Vorsorge-Untersuchungen beim Krebs – auch den kostenlosen – viel zu wenig Gebrauch gemacht.

Das hat zwei Gründe:
Erstens die Furcht vor der Wahrheit. Und zweitens sollen hier die Menschen auf einmal zum Arzt gehen, wenn sie noch gar nicht krank sind, während wir seit Jahrhunderten gewohnt sind, den Arzt nur in Anspruch zu nehmen, wenn wir Beschwerden haben. Unbewußt kommt man sich bei einer Vorsorge-Untersuchung wie ein Hypochonder vor, der den vielbeschäftigten Arzt unnötig belästigt.

Kehren wir noch einmal zu den Ursachen zurück. Welches war eigentlich die klassische Erklärung für Krebs, als man sich wissenschaftlich damit auseinanderzusetzen begann?

Da kann ich nur wieder die Mutationstheorie erwähnen, die bis vor gar nicht allzu langer Zeit einen enormen Einfluß – jedenfalls bei uns in Deutschland – ausübte. Sie betrachtete in der Tat nur die Einzelzelle und ging einfach von einer sprunghaften Erbänderung aus. Eine Beteiligung des Gesamtorganismus oder gar eine Krebsdisposition wurden rundweg abgelehnt. Die logische Folge war, daß der Mensch wieder »gesund« war, sobald es gelang, den Tumor zu beseitigen, sobald alle Krebszellen entfernt waren. Wenn dann doch wieder Rezidive auftraten, war eben nicht sauber genug operiert, nicht gründlich genug bestrahlt worden. Diese Theorie hatte in ihrer konsequenten Anwendung dazu geführt, die ganze offizielle Krebsbekämpfung in Medizin und Forschung auf die Vernichtung des Tumors zu konzentrieren – quasi den Brand erst zu bekämpfen, wenn bereits ein ganzes Häusermeer in Flammen stand. Andere Richtungen hatte man so von Anfang an vernachlässigt oder gar nicht gelten lassen.

Es fehlten ja wohl auch wichtige Voraussetzungen, das Wesen des Krebses zu erkennen.

Falschmeldungen . . . warum?

In all seinen Zusammenhängen hat man den Krebs auch bis heute noch nicht erkannt. Das kann nicht deutlich genug gesagt werden. Auf keinem medizinischen Gebiet hat es wohl je so viele Fehlmeldungen gegeben. Unzählige Male wurden falsche Hoffnungen geweckt. Wir kennen zwar jetzt einige weitere wichtige Vorgänge, die bei der Krebsentstehung eine Rolle spielen, etwa die veränderte Informationsweitergabe in der

Zelle, oder die mangelnde Immunabwehr des Organismus, oder die nachlassende Kontaktinhibition über die Zellwand. Aber schon die Frage: »Warum bekommen viele starke Raucher keinen Krebs?« können wir nicht beantworten. Und deshalb können wir den Krebs auch noch nicht heilen. Wir können ja nicht einmal das Frühstadium des manifesten Tumors erkennen, den Moment, wo die Zellen zu wuchern beginnen.

Und weil die wuchernden Zellen im Organismus keinen Alarm auslösen, keinen Schmerz, keine Übelkeit, kein Fieber, wird der Betroffene erst viel zu spät auf sie aufmerksam.

Ist uns Krebs unheimlich, weil uns nichts warnt?

Damit berühren Sie einen wesentlichen Grund für das Unheimliche des Krebses: Wir haben zunächst lauter sich völlig gesund fühlende Menschen, in denen jedoch bereits etwas wuchert – vielleicht Sie und mich eingeschlossen. Bei anderen Krankheiten, etwa bei Infektionen – darüber sprachen wir ja schon –, ist das völlig anders: der ganze Mensch spürt und weiß, daß er krank ist. Beim Krebs gibt es dieses Gefühl lange Zeit nicht.
Deshalb die Bedeutsamkeit, aber letztlich auch die »Augenwischerei« der Früherkennung. Denn selbst die früheste Früherkennung, die sich ja stets nur an bereits erfolgten Wucherungen orientiert, kommt ja bereits viel zu spät, nämlich wenn in dem untersuchten Gewebe schon Hunderttausende, ja Millionen von Zellen auf den Krebsstoffwechsel umgeschwenkt sind. Vorher läßt sich mit unseren heutigen direkten Untersuchungsmethoden einfach nichts feststellen.
Um so bedeutender sind für eine Vorsorge dann die indirekten Beobachtungen, also der Zustand der körpereigenen Ab-

wehr, die Vermeidung ihrer Schwächung, die Beobachtung der hormonellen Situation, eines aktiven Sexuallebens, der Behandlung von Depressionen und der Verarbeitung von Verlusterlebnissen – und, wenn Sie wollen, bereits die Vorsorge für unsere Kinder, indem wir es nicht an Liebe und Wärme fehlen lassen.

Inwieweit nützt dann überhaupt noch die übliche Früherkennung, wenn da immer schon Millionen Krebszellen am Werke sind. Ein fühlbarer Tumor, das sind doch dann bereits ungeheuer viele Zellen?

Das ist richtig. Eine Fingerkuppe etwa enthält schon fast eine Milliarde Zellen. In diesem Ausmaß kann man natürlich ein Krebsgewebe bereits als fremdes Gewächs erkennen, während ein kleiner Knoten von vielleicht ein bis zwei Millimeter Durchmesser, der ja auch schon Hunderttausende von Krebszellen enthält, sicher übersehen wird.
Nun ist es aber möglich – und das ist hier entscheidend – daß selbst ein größerer Knoten zeitweise im Wachstum unterdrückt wird, vielleicht weil die körpereigene Abwehr zwischendurch wieder einmal funktioniert. Wird er nicht rechtzeitig entfernt, dann schleppt man ihn möglicherweise noch einige Zeit mit sich herum, bis irgendein krebsauslösender Faktor plötzlich die Zellen erneut zu planloser Vermehrung anregt. Letzteres zu vermeiden, also den Krebs zu entfernen, bevor er z. B. in irgendeiner Form schmerzhaft wird, ist wohl das Hauptanliegen der heutigen Früherkennung. Natürlich gewährleistet auch die operative Entfernung noch keine Heilung, wenn nicht gleichzeitig eine Nachbehandlung des Gesamtorganismus zur Verminderung der Krebsdisposition vorgenommen wird. Denn es ist durchaus möglich, daß wir alle ständig Krebszellen in uns entwickeln, sie aber laufend abstoßen, weil der Körper diese Zellen als fremd erkennt und sie ausscheidet.

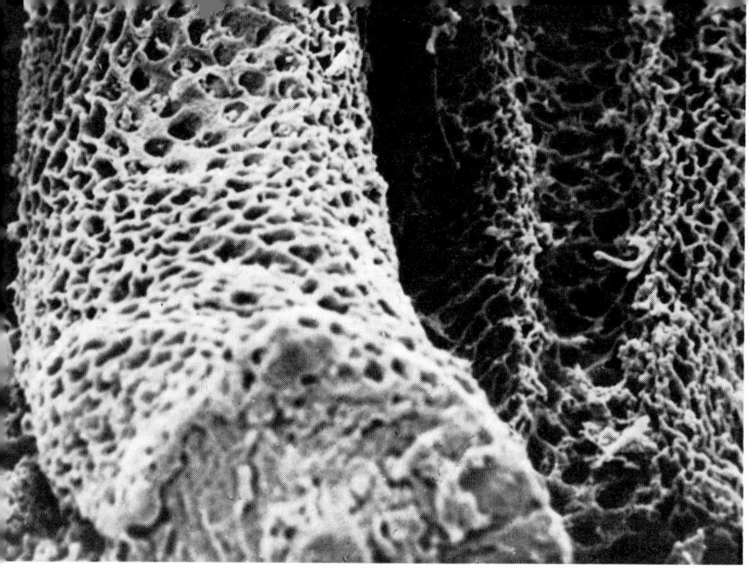

Gesunde Dickdarmschleimhaut eines Menschen mit regelmäßig gebauten Krypten. (Elektronenraster-Aufnahme in 200facher Vergrößerung.)

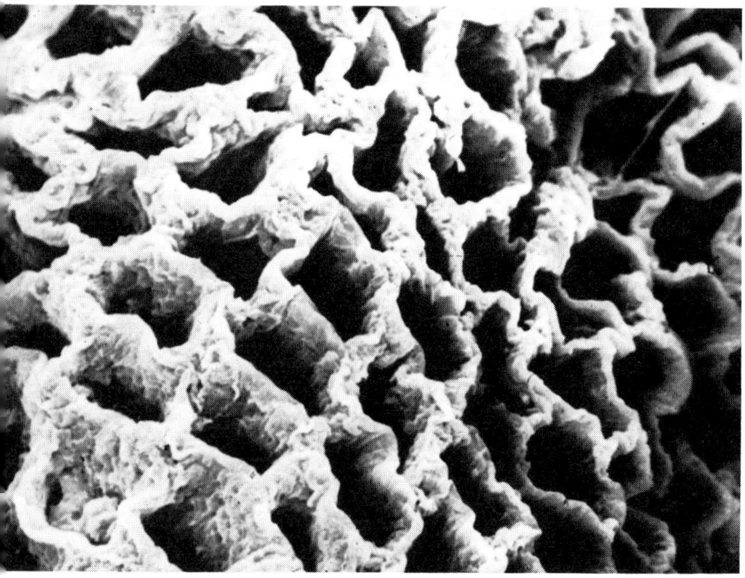

Blick auf die geordneten Zellverbände im Maßstab 800:1.

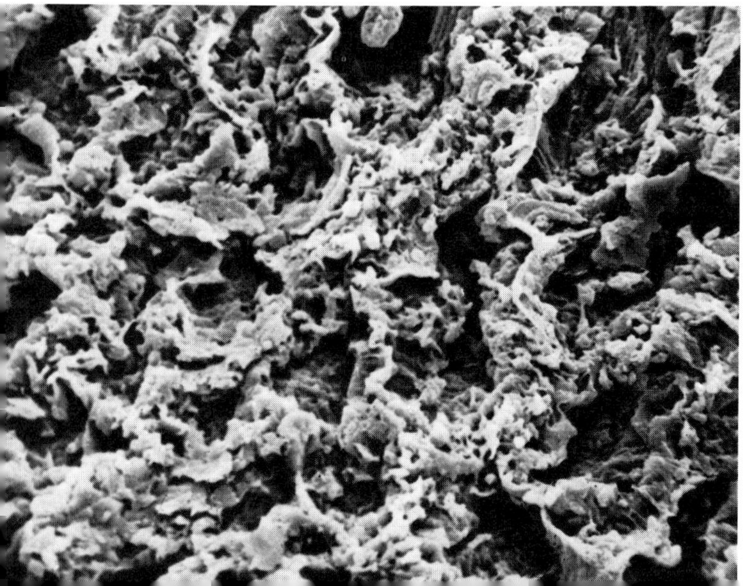

In gleicher Vergrößerung die vollkommene Zerstörung der Schleimhautstruktur durch ein Dickdarmkarzinom – wenige Zentimeter neben dem oben abgebildeten, noch nicht befallenen Gewebe.

Und wenn das nicht mehr in ausreichendem Maße geschieht, begänne praktisch bei jedem die Krebsgefährdung?

Tests gegen den Krebs?

Das ist natürlich nur eine Hypothese. Aber vielleicht ist es möglich, schon an diesem Punkt einzuhaken, d. h. zu erkennen, wann der Körper nicht mehr in der Lage ist, Krebszellen abzustoßen. Diesen Zeitpunkt könnten wir dann, wie gesagt, etwa an der Abwehrbereitschaft testen. Das hätte den ungeheuren Vorteil, den Krebs oder besser die Krebsgefährdung schon viele Jahre früher zu erkennen.

Gibt es Hinweise, daß das einmal möglich sein wird?

Ja, man kann die Immunabwehr immer gezielter testen, wenn auch längst nicht gezielt genug. Andererseits weiß man schon lange, daß Krebskranke in ihrem Immuntiter, also in ihrer Immunabwehrbereitschaft, in der Tat sehr niedrig liegen.

Woran kann man das erkennen?

Zum Beispiel daran, daß die körpereigenen Abwehrkräfte fremdes Gewebe weniger schnell oder überhaupt nicht abstoßen.

Könnte man daraus folgern, daß man einem Krebskranken ein fremdes Organ viel leichter implantieren kann als einem Gesunden?

Ja, zumindest soweit das seine Immunabwehr betrifft. Aber es gibt noch andere Hinweise für die gesunkene Abwehrbereitschaft. Krebskranke neigen kaum zu Allergien, etwa zu

Heuschnupfen. Sie reagieren schwach auf alle Arten von Fremdstoffen, die ein gesunder Körper z. B. durch eine Fieberreaktion abbaut. Menschen, die nie Schnupfen haben, die kaum auf Krankheitserreger reagieren, scheinen in der Tat krebsanfälliger zu sein als andere, die ab und zu etwas auskurieren müssen.

Also ist es im Hinblick auf die Krebsresistenz »gesünder«, öfter krank zu sein?

Ich glaube schon. Das gelegentliche Überstehen von Krankheiten und die damit verbundenen Körperreaktionen gehören zum gesunden Leben. Das scheint ein notwendiges Wechselspiel zu sein, um die Immunabwehr mobil zu halten. Ein Leben, das man gemeinhin als kerngesund bezeichnet, ist dies vielleicht weniger als man meint.

So ganz verstehe ich das noch nicht, denn gerade der Körper solcher ständig gesunder Menschen – die danach eher krebsgefährdet sind – muß doch offenbar mit den Viren und Bakterien gut fertig werden. Funktioniert also nicht gerade deren Immunsystem besonders gut?

Ja, auch das mag der Fall sein. Das ist aber nur eine von vier Möglichkeiten: Es könnte auch sein, daß er nur zufällig kaum Belastungen durch Erreger ausgesetzt ist, etwa weil er unter verhältnismäßig keimfreien Bedingungen arbeitet oder lebt. Ein weiterer Grund wäre, daß durch Medikamenten-Einnahme oder durch Antibiotika-Prophylaxe immer schon gleich die geringste Reaktion des Körpers im Keim erstickt wird. Eine vierte Möglichkeit wäre, daß bereits von anderer Seite Immunkörper vorhanden sind. Vor allem, wenn dies durch passive Impfung geschehen ist, reagiert der Organismus lange nicht mehr so stark. Es kommt seltener zu Fieber, die körpereigene Abwehr wird weniger in Anspruch genommen.

Das betrifft aber doch nur wenige Menschen?

Fördern Antibiotika die Neigung zum Krebs?

Das möchte ich bestreiten. Bedenken Sie nur, wogegen nicht alles geimpft wird. Und denken Sie an den übertrieben häufigen Gebrauch von Antibiotika. In diesen Fällen tötet nicht mehr der Körper die Fremdstoffe ab, sondern die Chemie tut es. So gibt es eine ganze Reihe von Einflüssen, die die Immunabwehr des Körpers verwirren oder schwächen. Mit Sicherheit wird die Regelzentrale der körpereigenen Abwehr heute viel weniger in Anspruch genommen als etwa in früheren, vorhygienischen Zeiten.

Bildlich gesprochen: Die Polizeieinheiten, die von der körpereigenen Abwehr in Marsch gesetzt worden sind, werden durch Antibiotika, also von außen kommende Schutztruppen wieder nach Hause geschickt?

Das wäre nicht mal so schlimm, aber es kommt ja gar nicht erst zu einer vollen Aktivierung. Die Immunzentrale wird von vornherein zur Untätigkeit verdammt.

Und wie lange geht das gut?

Bis vielleicht einmal ein unbekannter Grippe-Virus auftaucht und der Mensch von dieser verhältnismäßig harmlosen Krankheit schwer mitgenommen wird, oder – und da sind wir wieder beim Krebs – bis die Zensur über etwaige A-Gene allmählich nachläßt und die Zellen in den verhängnisvollen Krebsstoffwechsel fallen.

Die Immunzentrale wird demnach durch eine zu frühzeitige Bekämpfung von Krankheiten geschwächt, weil sie …

... nicht mehr gefordert wird. So könnte man es ausdrücken.

Ist das nicht ein viel zu hoher Preis, den man für das Einnehmen von Medikamenten und das Ersparen einer leichten oder auch schweren Entzündung zahlen muß?

Es ist in der Tat ein hoher Preis. Vor allem dann, wenn diese Mittel prophylaktisch, also lediglich auf Verdacht hin verabfolgt werden, vor Beginn der körpereigenen Reaktion. Wir wollen alle einfach nicht mehr krank werden. Darin liegt sicher ein Teil des Krebsübels.

Sollte man es also lieber darauf ankommen lassen?

Nein, man kann einen Menschen nicht unnötig in Lebensgefahr geraten lassen, nur um seine Immunabwehr zu stimulieren. Das ist damit nicht gemeint. Da muß man selbstverständlich helfen. Es ist der unnötige und vorzeitige Gebrauch dieser Medikamente, wovor man nicht genügend warnen kann. Nicht nur, weil man dabei meist mit Kanonen auf Spatzen schießt – das wäre ja nur ein Mißverhältnis –, sondern vor allem deshalb, weil man die Immunzentrale des Körpers einschläfert und sie damit in ihrer subtilen Funktionsbereitschaft lähmt.

Haben diese Erkenntnisse, die der körpereigenen Immunabwehr eine so entscheidende Rolle beimessen, bereits Einfluß auf die augenblickliche Krebsbehandlung?

Nein, die schulmedizinische Behandlung berücksichtigt diese Erkenntnisse noch keineswegs.

Vielleicht weil sie, noch zu neu, noch nicht genügend ins Bewußtsein des Arztes gedrungen sind?

Das spielt sicher mit, aber es ist nicht das Entscheidende. Ich denke vor allem an die Bestrahlung. In der routinemäßigen Traditionsbehandlung wird ja bis zum heutigen Tag kräftig weiter bestrahlt. Vielleicht befreit man sich durch das Gefühl, damit aktiv etwas gegen den Krebs zu tun, aus der beengenden Hilflosigkeit.
Auch ist sicher ein Großteil Modernismus und Technikgläubigkeit dabei, Faszination durch die komplizierte technische Brillanz der Strahlenkanonen, der Millionen kostenden computergesteuerten Fokussiergeräte.

Warum denn eigentlich nicht? Die Erfolge sind doch enorm, der Tumor verschwindet.

Zunächst verschwindet er. Das ist es ja gerade. Dieser vordergründige optische Erfolg – wenn er überhaupt eintritt –, liefert dann noch die letzte massive Unterstützung für jene Technikgläubigkeit: Der Tumor verschwindet, er wird abgetötet, doch der Gesamtorganismus, um den es ja letzten Endes geht, der wird geradezu in Richtung eines neuen Krebsgeschehens programmiert.

Warum? Weil auch gesunde Zellen zerstört werden?

Nein, nicht nur deshalb. Die Schädigung durch ionisierende Strahlen betrifft ja auch den genetischen Code, also die Erbinformation. Und willkürlich falsch programmierte Zellen sind ein erneuter Gefahrenherd schlimmster Art. Weiterhin wird durch Bestrahlung die Immunabwehr lahmgelegt, denken Sie nur an die Kobaltbestrahlung vor Herzverpflanzungen, die ja gerade diesen Zweck erfüllen soll, nämlich körperfremdes Gewebe *nicht* abzustoßen.

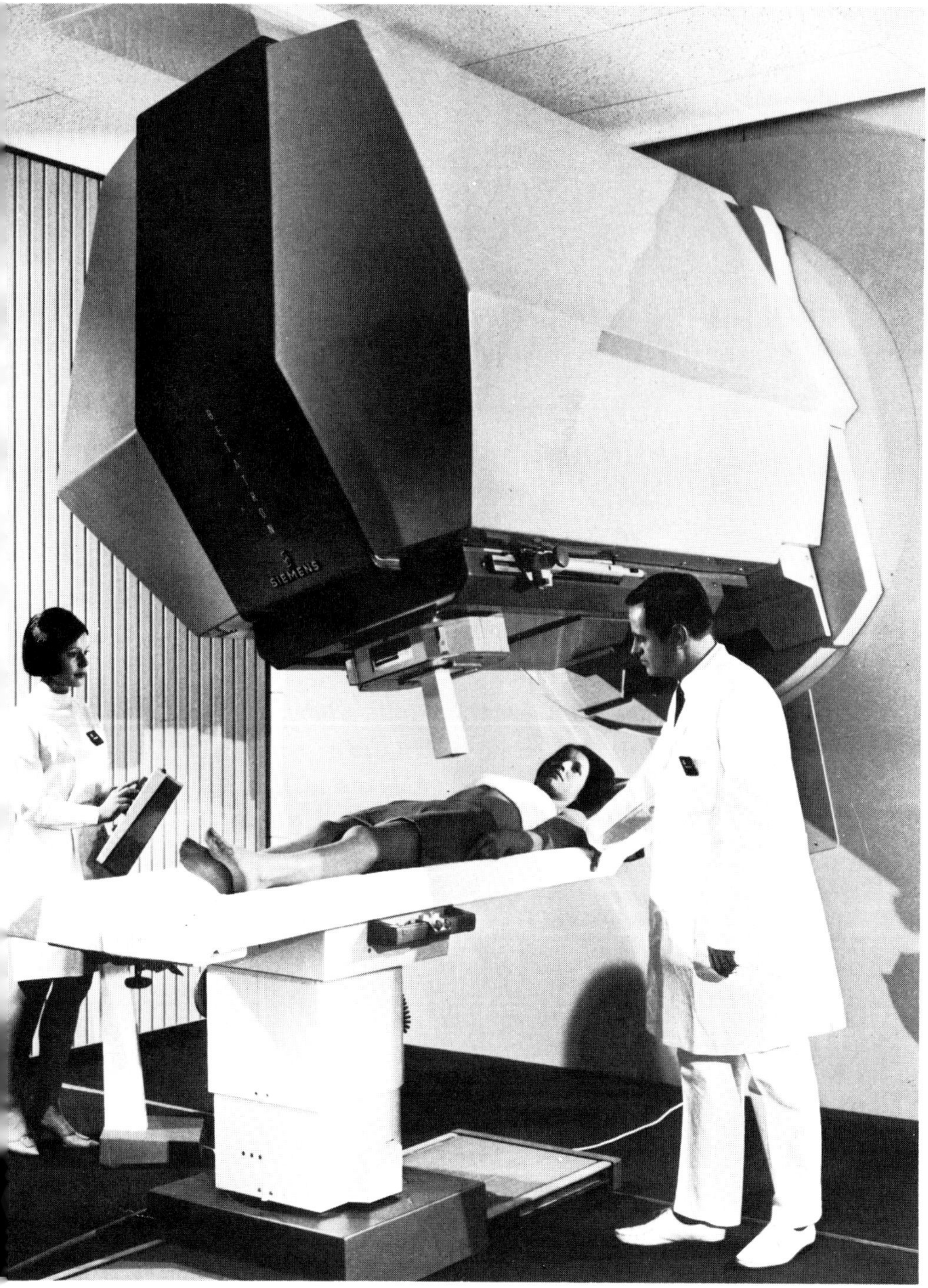

42-MeV-Betatron (Siemens) zur Behandlung von Krebsgeschwüren. Ein Elektronenbeschleuniger für die Tiefen-, Halbtiefen- und Oberflächentherapie mit energiereicher Elektronenstrahlung und für die Tiefentherapie mit ultraharten Röntgenstrahlen.

Muß man das nicht in Kauf nehmen?

Das ist die Kernfrage: Kann man das in Kauf nehmen oder nicht! Für eine Reihe von bis vor kurzem verwendeter chemischer Krebsmittel, und zwar weltweit eingesetzter krebshemmender Antimetaboliten, hat man die Frage vor einem Jahr bereits entschieden:
Sieben von diesen Mitteln, darunter das bekannte Endoxan, wurden aufgrund ihrer immun-unterdrückenden Wirkung gleichzeitig als carcinogen erkannt und vor ihrer allzu freizügigen Anwendung gewarnt. Aber in bezug auf die Strahlenbehandlung, die im Grunde ähnliche Nebenwirkungen hat, denkt man überhaupt nicht daran, obgleich die Statistiken zeigen, daß bei immunsuppressiv behandelten Transplantationspatienten, also bei Menschen, deren Körper das fremde Herz oder die fremde Niere eines Spenders akzeptiert hat, 10- bis 100mal so häufig Krebs auftritt als bei anderen vergleichbaren Patienten.

Ich dachte durch den perfekten Strahlenschutz – abgesehen von Unfällen – ist diese Gefahr heute gebannt?

Wie man's nimmt. Nachdem man die Gefährlichkeit erkannte, hat man zwar durch Bleischutz und genaue Lokalisierung der Strahlen die Gefahren zu mindern vermocht – aber eigentlich nur für den behandelnden Arzt. Im Hinblick auf den Bestrahlten konnte man nur versuchen, die Strahlen optimal zu dosieren und ausschließlich auf den Tumor zu konzentrieren. Die besten Erfolge erzielt man noch da, wo um den Tumor herum vom Bindegewebe her ein richtiges Gegengewebe da ist – etwa beim Collum-Carcinom, beim Gebärmutterhalskrebs, der im ersten Stadium zu 80% durch Bestrahlung beseitigt wird. Aber in vielen anderen Fällen, so z. B. bei der Lunge, fehlt solch ein Gegengewebe, und hier bringt die Bestrahlung höchstens einen temporären Erfolg, der nur unsere augenblickliche Hilflosigkeit demonstriert. Daran hat sich also nicht viel geändert, obwohl man durch komplizierte geometrische Anordnungen, durch entsprechende Fokussierung und durch die Wahl besonders »harter« Strahlen, durch schnelle Neutronen oder durch zeitweise lokale Einpflanzung bestimmter strahlender Isotopen versucht hat, die Schäden weitgehendst zu verringern. Aber es ist nicht gelungen, die Zellen zu zerstören und *gleichzeitig* den Immunschutz zu erhalten. Selbst dann nicht, wenn man z. B. bei der Leukämiebehandlung das Blut über eine Schleife aus dem Patienten leitet, um es völlig außerhalb des Körpers zu bestrahlen. Und erst recht wird eine Bestrahlung nie das bewirken, was hier eigentlich nötig wäre: die körpereigene Abwehr und die übergeordnete Zellregulation sogar zu stärken.

Die Strahlung zerstört also den sichtbaren Tumor, legt aber gleichzeitig den Keim zu einer Reihe von Geschehnissen im Organismus, die sozusagen direkt nach Krebs rufen, z. B. weil der Körper fremdartige Zellen nicht mehr abwehrt. Sie sagten, daß die Strahlen gewissermaßen den Code umprogrammieren? Ist das so zu verstehen, daß sie – um auf unseren Vergleich zurückzukommen – im Sender vieler Zellen diesmal Redakteure vernichten und so das ganze Programm durcheinanderbringen?

Verglichen damit ist die Wirkung in den betroffenen – auch in den gesunden Zellen noch viel gewaltiger. Die hohe Dosis, die für eine Strahlenbehandlung erforderlich ist, entspricht für den einzelnen Menschen oder zumindest für die bestrahlte Körperpartie durchaus einer atomaren Strahlung. Schließlich muß sie ja in den Zellen ein solches Chaos verursachen, daß die Zelle daran zugrunde geht. Das ist ja das Ziel.

Weiß man genau, wie das passiert?

Nein. Es ist eben ein völlig unkontrollierter Eingriff, wie gesagt ein Chaos. Deshalb bemüht man sich ja, den Tumor möglichst lokal zu treffen. Deshalb die teuren Maschinen, die mit einer höchst raffinierten Geometrie oder durch computerberechnete Rotierungen die Strahlenbündel im Tumor zu konzentrieren versuchen, damit das andere Gewebe möglichst nicht getroffen wird. Aber, wenn man an die Winzigkeit der Zellen denkt, gelingt das eben, selbst wenn 99,9 Prozent der Strahlung nur im Tumor zur Wirkung kämen, bereits für viele Millionen normaler Zellen nicht. Ionisierende, mutierende und damit – vor allem in einem disponierten Körper – erneut krebserzeugende Vorgänge in einer Riesenzahl sind daher nie zu vermeiden. Das alles weiß man, und deshalb kommt es mir schizophren vor, daß immer noch in dieser Vielzahl weiter bestrahlt wird, in zahllosen Krankenhäusern sogar noch nach längst überholten, ungezielten Bestrahlungsmethoden, wie sie vielleicht vor zwanzig Jahren mal üblich waren. Der Erfolg ist ja selbst bei diesen Methoden oft im Moment spektakulär: Der sichtbare Tumor wird reduziert, der Schatten geht zurück, der Patient wird entlassen. Doch eine Nachbehandlung erfolgt kaum, weder hier noch in den modernsten Kliniken. Und wenn beim Patienten dann nach einiger Zeit in vielleicht ganz anderen Körperregionen Metastasen auftreten, mag das als eine völlig getrennte Krankengeschichte in die Akten eingehen, die der seinerzeit bestrahlende Arzt gar nicht mehr erfährt. Die Krebsstatistik ist ja in Deutschland recht unvollkommen – ich glaube außer in Hamburg und im Saarland fehlen dazu sogar die gesetzlichen Grundlagen –, so daß man den Umfang dieser Misere außer in sehr großen Kliniken gar nicht einmal genau erfassen kann.

Nach diesen Erkenntnissen dürfte man eigentlich nur noch bestrahlen, wenn unmittelbare Lebensgefahr besteht?

...eine Indikation, die Sie beim Krebs immer anführen können. Aber selbst dann – etwa bei einem mit Metastasen überschwemmten Organismus – wäre wirklich noch zu überprüfen, ob nicht nur eine qualvolle Verlängerung des Lebens um eine relativ kurze Zeit zur Debatte steht. Ich würde sagen, daß dieses Problem radikal ganz neu überdacht werden muß. Vielleicht wird man die Anwendung der Bestrahlung dann nur noch auf einige inoperable Krebsarten und auf solche der Haut, des Gebärmutterhalses und ähnliche reduzieren. Der Verdacht ist jedenfalls nicht von der Hand zu weisen, daß in der Vergangenheit durch viele Bestrahlungen die Krebsdisposition eher erhöht und das Auftreten von Metastasen eher beschleunigt wurde, als Fälle geheilt.

Heilen Operationen den Krebs?

Um das noch einmal klarzustellen: Ein ähnlicher Verdacht erstreckt sich nicht etwa auch auf die andere klassische Bekämpfungsmethode, auf Operationen?

Nein, natürlich nicht, denn eine Operation ist ja eine ganz mechanische Entfernung von Zellgewebe, die mit diesen Problemen der Immunlage, der Zellregulation und mit dem Code nichts zu tun hat. Hier entsteht nur der Wundschock und die Möglichkeit, daß abgekapselte Tumorteile verletzt werden, die dann über die Blutbahn den Organismus überschwemmen. Das sind bestimmte Risiken, die man in Kauf nehmen muß. Aber leider wird ja kaum noch ohne Nachbestrahlung operiert, wobei die Bestrahlungen der Operationsrandgebiete, die dazu dienen, nicht erreichbare Reste von in Nachbargewebe vorgedrungenen Krebszellen zu beseitigen, noch die harmlosesten sind.

Notgedrungen bekämpfen wir also mit allen heutigen Verfahren den Krebs immer noch in einem viel zu weit fort-

geschrittenen Stadium. Wenn der Tumor erkennbar wird, hat der Körper schon längst die »Herrschaft über den Wagen« verloren. Es kann sich immer nur darum handeln, die Katastrophe irgendwie abzufangen. So ist es doch?

Abgesehen von wenigen Ausnahmen, etwa bei der Entstehung von Geschwülsten durch lokale Reizung, ist das sicher richtig. Die ersten Knoten in der Brust der Frau, Störungen der Monatsregel, eine sich nicht mehr schließende Wunde, Blut im Urin, oder der bellend-trockene Raucherhusten – wenn diese Anzeichen einen Krebs signalisieren, dann ist schon viel, sehr viel passiert. Dann sind schon viele Schritte vorausgegangen.

Die A-Gene vieler Zellen haben sich dann also schon längst durchgesetzt, und im Tumor sind sie sozusagen zum Staat im Staate geworden?

Ja, deshalb wird auch die Bekämpfung des Tumors allein wohl nie zu einem echten Erfolg führen. Man müßte gleichzeitig oder zumindest in einer Nachbehandlung den ganzen Körper umstimmen, ihn von Fokalherden und sonstigen zusätzlichen Belastungen durch Giftstoffe befreien, den Erkennungscode der Zellmembranen stärken oder gar neu programmieren, ja seinen ganzen Immunhaushalt so stimulieren, daß er wieder Fremdzellen erkennen kann, weiterhin Ernährung und Stoffwechsel auf eine möglichst dem Krebsstoffwechsel entgegenwirkende Weise abstimmen und nicht zuletzt die gesamte seelisch-geistige Situation des Patienten überprüfen und gegebenenfalls umzustellen versuchen. Denn sonst versetzt man den Kranken auch nach einer gelungenen Operation bestenfalls nur genau wieder in den gleichen Zustand, in dem er sich befand, bevor er den Krebs bekommen hatte; in diejenige Disposition, aus der heraus sich jederzeit wieder bösartiges Wachstum entwickeln kann. Es geht darum, die Krebsbekämpfung so zu gestalten, daß auch die Anlage, einen Tumor zu entwickeln, beseitigt wird.

Das sind aber doch alles ganz neue Aufgaben für die Forschung, etwa Wirkstoffe und Verfahren zu entwickeln, die in diese Steuerungsvorgänge im Körper eingreifen. Zur Zeit können wir doch auf Operationen nicht verzichten ...

... nein, und auch den Einsatz eventuell kurzfristig helfender chemischer Substanzen und bestimmter Erfolg versprechender Bestrahlungen kann man noch nicht umgehen. Überhaupt muß man in der Therapie vieles versuchen, selbst wenn der Erfolg nicht sicher ist. Doch was hindert uns eigentlich, die schon möglichen Maßnahmen für eine Nachbehandlung, wie ich sie eben skizziert habe, heute einzusetzen? Ich bin kein Arzt und kann mich vielleicht auch nicht in die Mentalität eines überlasteten Klinikers einer Krebsstation hineinversetzen. Aber es ist mir ehrlich gesagt ein Rätsel, warum diese doch völlig einleuchtende Bedeutung der Nachbehandlung in der Praxis so übergangen wird. Keinem Mittel und keiner Methode werden echte Erfolge beschieden sein, wenn sie nicht außer dem vordergründigen Effekt, den akuten Krebsprozeß zu hemmen, auch in der Lage sind, die körpereigene Abwehr und die normale psychosomatische Stoffwechselregulation des Organismus zu stärken.

Welche Aufgaben stellen sich der Forschung?

Wie viele Mittel sind der Öffentlichkeit schon als *das* Krebsheilmittel angepriesen worden! Und manche haben sogar in einigen Fällen das Wachstum bestimmter Tumorarten gestoppt – gleichzeitig aber auch die körpereigene Abwehr: im Grunde immer wieder Pyrrhussiege, die man dann ein zweites oder drittes Mal nicht überlebt. (Deshalb ja auch plötzlich die Einsicht gegenüber den als immunsuppressiv erkannten Antimetaboliten, die ich vorhin nannte.) Nicht zuletzt hat dieses ständige Dilemma der Schulmedizin zahlreichen Scharlatanen die Möglichkeit gegeben, mit der Krebsangst Geschäfte zu machen, weil ihnen niemand mit einer wissenschaftlich fundierten Konzeption einen überzeugenden Strich durch die Rechnung machen konnte. Die Schulmedizin tappte ja selbst im dunkeln. Eine Theorie bekämpfte die andere oder versuchte sie aus einer Haltung akademischen Prestigedenkens heraus zu unterdrücken.

Sie meinen selbst innerhalb der Schulmedizin?

Ja. 1925 z.B. wurde ein Nobelpreis an den Biochemiker Warburg verliehen, der die gesamte offizielle Krebsforschung, zumindest in Deutschland, jahrzehntelang auf einen ganz bestimmten Stoffwechseleffekt festgenagelt hat. Ähnliches kann man von der bis vor kurzem verteidigten Mutationstheorie K. H. Bauers sagen. Auf diese Weise wurden andere, oft weit aufschlußreichere Richtungen der Krebsforschung viele Jahre auf ein Nebengleis abgestellt; etwa so, als würde man die Ursache von Autounfällen aus der Oktanzahl des Benzins, also aufgrund ganz bestimmter Energieprozesse im Motor zu erklären versuchen und alle anderen Möglichkeiten als nicht mit der Schulmeinung übereinstimmend abtun.

Das ist doch grotesk!

Vor allem auch tragisch, manchmal auch beides. Und das ist immer der Fall bei einem Denken, das nur eine einzige Ursache eines Mechanismus im Auge hat, beim Autounfall z.B., entweder die Energiewirkung oder die Bremswirkung oder den Alkohol oder das aggressive Fahrverhalten oder unkontrollierte, unbewußte Reaktionen, anstatt die vielschichtige Gesamtsituation. Der Krebs ist ein ähnlich komplexes Geschehen, bei dem die Überbewertung eines für sich allein zutreffenden Sachverhalts den Blick für alles andere einengen und verstellen kann.

All diese Erkenntnisse, z. B. daß die Wirkung der A-Gene, dieser nicht zum Programm gehörenden Information, wieder einer »Pressezensur« unterworfen werden muß, oder daß beim Krebs die körpereigene Abwehr eine wichtige Schutzfunktion hat, spiegeln die sich nun auch in Ihrer eigenen Forschungsarbeit wider?

Das ist ja wohl eine Grundbedingung für kreatives Schaffen – ich meine, daß man das, was man erkannt hat, auch auf die eigene Arbeit anwendet. Obwohl es natürlich sehr schwer ist, neue Wege zu gehen – und auch noch Forschungsgelder dafür zu bekommen –, wenn etwa die herrschende Lehrmeinung sich so lange wie möglich neuen Wegen verschließt.

Welche Wege verfolgen Sie denn nun hier konkret?

Wir versuchen, ähnlich wie viele amerikanische Forscher, weniger den Tumor als den übergeordneten Regulationsmechanismus zu beeinflussen, wozu wir speziell nach natürlichen »Pressezensoren« Ausschau halten, also nach proteinartigen Stoffen, die bei der Auswahl der abzulesenden Genabschnitte mitspielen. Außer den Proteinen, die wir aus der Mistel isoliert haben, wurde schon eine Reihe ähnlicher Stoffe von japanischen, russischen, türkischen und amerikanischen Arbeitsgruppen aus den verschiedensten Pflanzen, Pilzen und Weichtieren isoliert.
Das interessante bei unseren Stoffen – außer ihrer Wirkung auf das Ablesen von den Genen – ist, daß sie auch gleichzeitig die Thymusdrüse, das zentrale Steuerorgan des Immunsystems, aktivieren und offenbar auch gleich den Hormonhaushalt zugunsten einer erhöhten Keimdrüsenaktivität

steuern. Daß sie dabei in winzigsten Mengen wirken, sagte ich schon ...

... das hieße aber doch, daß Sie damit den Krebs schon von zwei wichtigen Seiten angreifen können ...

... weniger den Krebs als die Krebsdisposition. Aber so weit sind wir ja noch gar nicht. Vergessen Sie nicht, daß das hier alles erst im Tierversuch an Mäusen und Ratten abläuft – mit künstlich eingeführten Tumoren, die das Tier eigentlich gar nicht selber entwickelt hat, obwohl sie dann darin weiterwachsen.

Und warum versucht man das nicht beim Menschen?

Um die Weiterentwicklung gerade einer so neuen Richtung nicht zu gefährden, muß vor ihrem ersten praktischen Einsatz noch sehr viel abgesichert und vorgeplant sein, etwa die Frage der optimalen Dosis, der Standardisierung, der Art der Verabfolgung, der Sterilität des Medikaments – und auch noch einige Fragen zum Wirkungsmechanismus.

Warum das? Ist nicht die Wirkung selbst das Wichtigste?

Manchmal kann die Kenntnis des Mechanismus für den Erfolg ausschlaggebend sein. Sie kann einem etwas über den richtigen Zeitpunkt des Einsatzes im Verlauf der Krankheit sagen, oder über die der Therapie am ehesten zugänglichen Krebsformen oder über die zu erwartenden Nebenwirkungen und vor allem auch helfen, Möglichkeiten einer unterstützenden Zusatztherapie herauszufinden.

Sind denn nun solche Stoffe etwas völlig anderes als zum Beispiel die von Ihnen erwähnten, immunsuppressiven und damit gleichzeitig wieder krebsfördernden Krebsmittel?

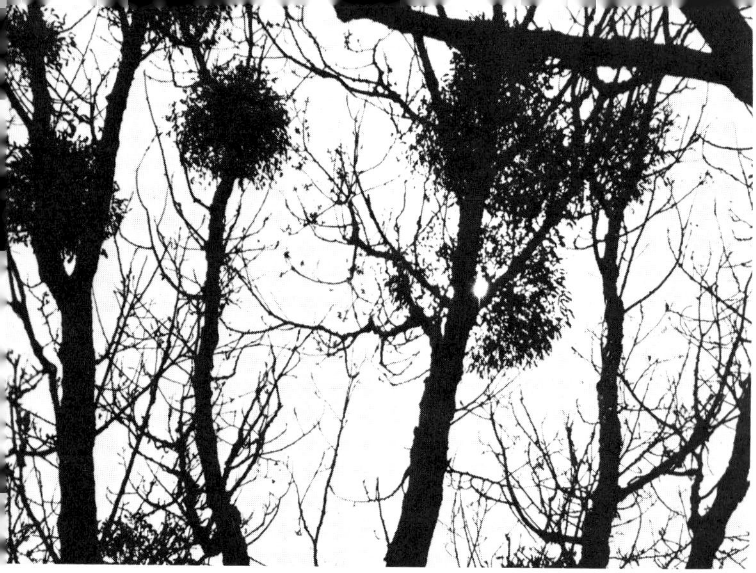

Die Mistel (Viscum album), deren klebriger Samen von der Drossel übertragen wird, ist ein Halbschmarotzer, der je nach Wirtsbaum (Pappel, Tanne, Obstbäume etc.) unterschiedliche Proteine enthält und schon seit alten Zeiten in der Medizin verwendet wird.

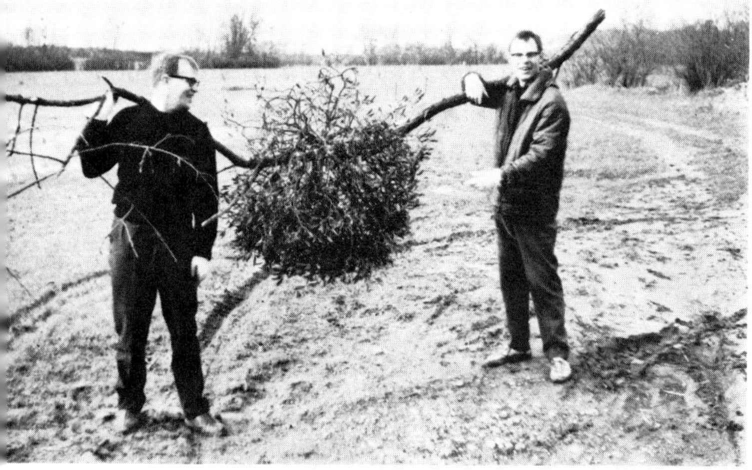

Die Wachstumszeit eines solchen Exemplars beträgt etwa 30 Jahre.

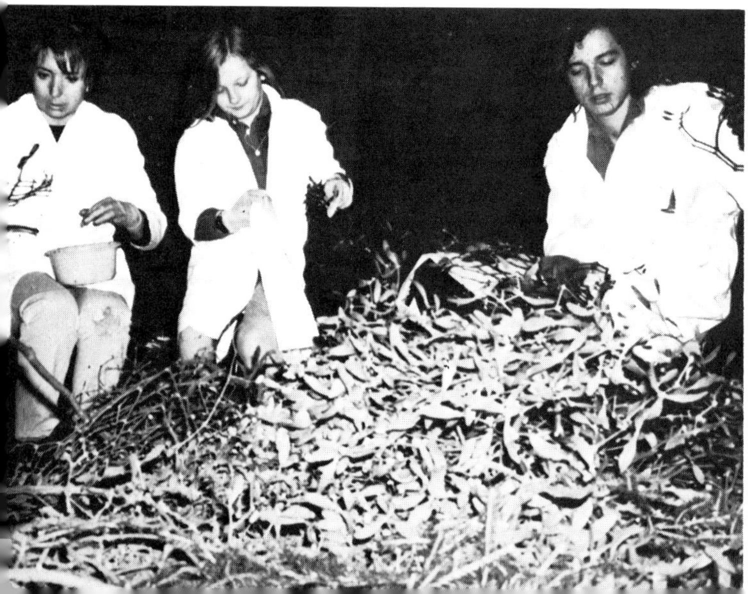

Die immergrünen Zweige und Blätter werden vor der Saftgewinnung und Proteinfällung noch am Erntetag sortiert, von den Beeren befreit und für die Pressung vorbereitet.

Ja, während jene Mittel kleine, definierte Moleküle z. B. aus der Stickstofflost-Gruppe sind, die lediglich die schnell wachsenden Tumorzellen chemisch stärker angreifen als normale Körperzellen, sind diese Substanzen Proteine, komplizierte Riesenmoleküle, sehr ähnlich gebaut wie die Repressoren, also wie die eiweißartigen Stoffe, die die Pressezensur beim Ablesen der Gen-Abschnitte ausüben. Infolge ihrer geringen, aber durchaus meßbaren Wirkungsdosis – wir brauchen nur etwa vierzig Moleküle pro Zelle im Vergleich zu hundert Millionen etwa beim Endoxan – haben sie auch keine den bekannten chemischen Krebsmitteln vergleichbare Giftwirkung. Vor allem zerstören sie nicht das Immunsystem, sondern im Gegenteil, sie stimulieren es. Auf der anderen Seite zerstören sie aber bereits vorhandene Tumore auch nicht so drastisch, sondern verlangsamen eher ihr Wachstum und kapseln sie ab. Ihre Anwendung scheint daher vor allem später einmal im Frühstadium und zur Prophylaxe oder in Kombination mit Operationen und Bestrahlungen erfolgversprechend.

Bedeutet das, daß in Zukunft vielleicht Mittel zu erwarten sind, die überhaupt nur das Zudecken und Aufdecken beeinflussen oder auch nur die Verständigung zwischen den Zellen, ohne daß sie jedoch an den üblichen chemischen Prozessen in der Zelle beteiligt sind?

Beteiligt sind sie schon. Auch solche Stoffe sind ja chemisch veränderbare Moleküle. Aber weil sie schon mit einem Millionstel der Menge herkömmlicher Substanzen wirken, können sie eigentlich nur anregend, steuernd, lenkend wirken. Auch ihre Angriffsstelle liegt ja bereits an den Steuerzentralen – das betrifft nicht nur den Thymus als zentrales Immunorgan, sondern auch den Angriffspunkt in der Zelle selbst, nämlich die Transkription – so nennt man die Bildung der ersten Matrizen –, also das Ablesen der genetischen Information.

Woher weiß man das?

Zum Beispiel durch diese Experimente, zu denen Sie gerade hinzugekommen sind. Die Veränderung des Ablesevorgangs kann man einmal durch diese Verfolgung radioaktiv markierter Zellbausteine nachweisen, und wenn sich dann dabei noch Unterschiede in der Wirkung der untersuchten Substanzen auf Krebszellen und normale Zellen zeigen, gibt das wertvolle Anhaltspunkte darüber, was hier gespielt wird und was wir für den therapeutischen Einsatz beachten müssen.

Wie lange wird das denn noch dauern?

Das hängt nicht zuletzt von den Gremien ab, die das Geld für die Krebsforschung verteilen. Aber, wie schon gesagt, hier herrscht immer noch ein Abschirmen gegenüber neuen wissenschaftlichen Strömungen und Erkenntnissen vor, das nicht nur unsere eigene Forschung, sondern auch viele andere Arbeitsgruppen betrifft, die mit orthodoxen Vorstellungen kämpfen müssen.

Die Wirkung solcher Substanzen ist aber doch durch die Erkenntnisse über das Geschehen im Zellkern bereits weitgehend abgestützt?

Ja, soweit das heute – und mit den dafür zur Verfügung gestellten Mitteln – möglich ist. All das sind ja einzelne Mosaiksteinchen, die mit denen anderer Forschergruppen zusammengefügt werden müssen, und deren Interpretation auch nur wieder durch die Arbeit vor allem amerikanischer und französischer Biologen möglich war, die die sehr schwierigen Grundlagen etwa der Transkription, also des Ablesevorgangs von den Genen, erhellt haben. Wichtig ist vor allem, daß man dabei den Systemzusammenhang nicht aus dem Auge verliert.

Was heißt das in diesem Fall?

Sehen Sie, zwischen dem Informationspool im Zellkern und dem Immunsystem als Nachrichten-»Erkennungsdienst« besteht ein dauernd fließender Kontakt. Denn es geht ja hier um die zwei großen sich ergänzenden Informationsbereiche, die sich beide am genetischen Code orientieren. Der eine reguliert das Wachstum, teilt bei der Ausbildung der verschiedenen Organe den Zellen ihre Funktion zu, stimmt sozusagen alle Körperzellen miteinander ab. Dieser Informationsbereich entsteht schon mit der Verschmelzung von Samen- und Eizelle und muß nicht »gelernt« werden, sondern nur funktionieren.

Der andere, die Abwehr gegen Viren, Bakterien und fremde Zellen, muß dagegen gelernt werden. So kann ein Schnupfen beispielsweise für Eskimos, die nie mit uns in Berührung kamen, eine tödliche Gefahr sein. Ihre Immunabwehr hat Schnupfen nicht »gelernt«. Erst recht würde ein Lebewesen von einem anderen Stern in der Biosphäre hier auf unserer Erde den plötzlichen Überfall der großen Zahl von in seiner »Erkennungsliste« gar nicht vorkommenden Bakterien und Viren nicht überleben. Selbst die Erkennung fremder Zellen muß gelernt werden. Denn als Embryo »fremdeln« wir gegenüber dem Gewebe eines anderen Individuums noch keineswegs. In dieser Zeit könnte man in uns durch Kontakt mit Zellen eines anderen Individuums die spätere Abwehrreaktion gegen dieses Gewebe ausschalten. Unser Organismus würde dann später ohne weiteres ein von diesem »Immunzwilling« verpflanztes Organ akzeptieren. Vielleicht sind Menschen sogar auch deshalb krebsanfällig, weil sie in ihrer Embryonalzeit Gelegenheit hatten, sich mit Krebszellen oder auch mit »A-Genen« anzufreunden.

Damit sind wir wieder bei demjenigen Immunbereich, den wir offenbar noch so wenig kennen, der aber für den Krebs ver-

antwortlich ist. Was können die Menschen denn heute tun, um besser gegen den Krebs gewappnet zu sein?

Das ist sowohl ein Problem der Zivilisationsgesellschaft als auch des Einzelnen. Was die Gesellschaft als Ganzes betrifft, müssen wir als erstes die krebsfördernden Stoffe zusammen mit den vielen anderen Giften in Luft, Wasser und Nahrung ganz aus unserer Umwelt verbannen.
Das Benzpyren in den Abgasen z. B. ist nur *ein* Cancerogen von Hunderten, und schon seine krebserzeugende Wirkung wird »in Zusammenarbeit« mit den Smogfaktoren der Stadtluft auf ein Mehrhundertfaches potenziert.
Zweitens ist äußerste Sparsamkeit im Umfang mit Medikamenten geboten, die wie Sulfonamide, Antibiotika oder Cortison-Präparate die körpereigene Immunabwehr schwächen oder übergehen.
Drittens sollten wir die angebotene Vorsorge-Untersuchung dann nutzen, wenn wir uns noch ganz gesund fühlen.
Viertens heißt es das Rauchen aufzugeben. Ich weiß, das gelingt den wenigsten. Selbst nach einem Herzinfarkt, an dem ja das Rauchen mindestens ebensoviel Schuld mitträgt wie am Lungenkrebs, kommen viele vom Rauchen nicht los. Die Verführung ist zu groß. Deshalb für die Gesellschaft: absolutes Verbot jeglicher Zigarettenreklame.
Und schließlich, das ist allerdings vielleicht noch Zukunftsmusik – muß an einer weitgehenden Bewußtseinsänderung in der Medizin gearbeitet werden, die endlich begreifen muß, daß seelische Konflikte, lieblose Kindheit, Verlusterlebnisse, Streßfaktoren, unerfüllbare Wunschvorstellungen und verkrampfende seelische Spannungen als Faktoren in die Prophylaxe, also in die Krebsvorsorge, ebenso wie in die Therapie mit einbezogen und, wo dies möglich ist, abgebaut werden

müssen. Ich erwähne diesen Punkt vor allem, um noch einmal besonders darauf hinzuweisen, wie wichtig gerade seelische Faktoren beim Langzeitprozeß der Krebsentwicklung sein können ...

... über die Wechselwirkung mit hormonellen Verschiebungen?

Ja, auch über die Verschiebung der Hormonmuster, also über das Zusammenspiel der Hormone untereinander wie auch mit den Einflüssen aus der Umwelt, und über die daraus entstehenden Folgewirkungen in der Zelle.

Und um dieses Geschehen in der Zelle in Richtung einer gewissermaßen krebsfeindlichen Neuorientierung zu beeinflussen, gibt es dafür heute schon irgendein klinisch erprobtes Mittel?

Meines Wissens nicht. Es wird zwar an immer mehr Instituten daran gearbeitet, doch scheint sich die pharmazeutische Industrie um solche »kybernetischen« Medikamente und ihre Entwicklung zum marktfertigen Produkt noch wenig zu kümmern, obgleich diesem neuen Typ von Arzneimittel – nicht nur auf dem Krebsgebiet – mit Sicherheit einmal die Zukunft gehören wird.

Können Sie abschließend noch einmal zusammenfassen, worum es dabei im Prinzip geht?

So gezielt wie möglich den übergeordneten Regelmechanismus anzusprechen, um außer der Entfernung des Tumors auch die Krebsdisposition zu beseitigen und damit die Tendenz der Zellen, in einen undifferenzierten Urzustand zurückzufallen, der die Sprache des eigenen Organismus nicht mehr versteht.

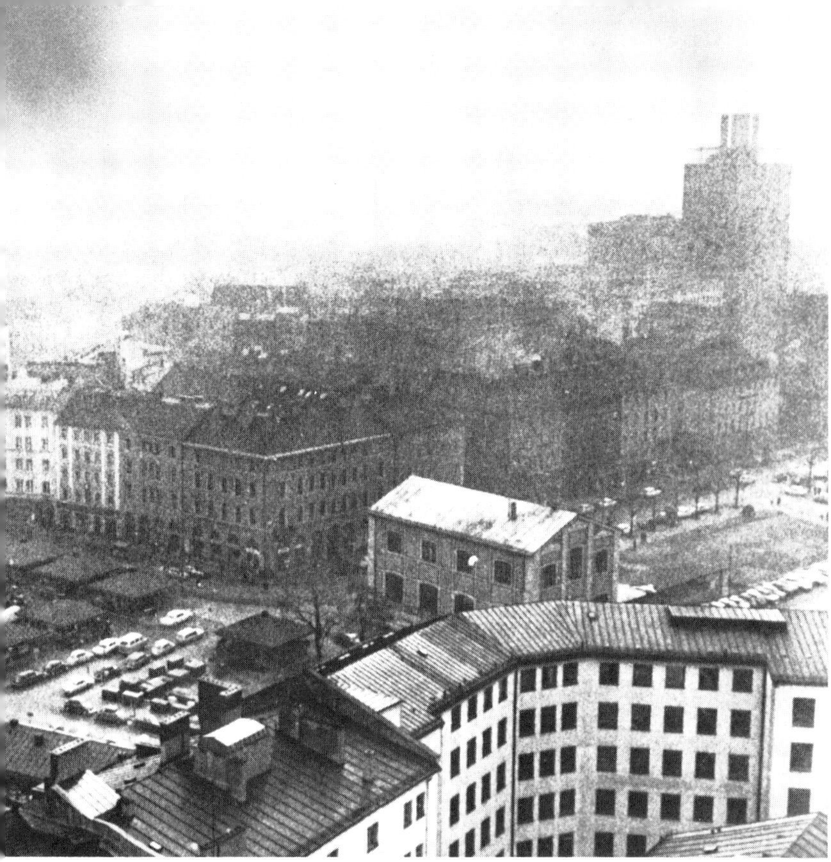

Die krebserzeugende Wirkung von Großstadtsmog (Filterextrakt) wurde im Tierversuch für 600mal stärker befunden, als es dem Gehalt der wichtigsten darin vorkommenden cancerogenen Substanz, des 3,4-Benzpyrens eigentlich entsprechen dürfte. Eine Folge der sich gegenseitig potenzierenden Wirkung vieler Schadstoffe.

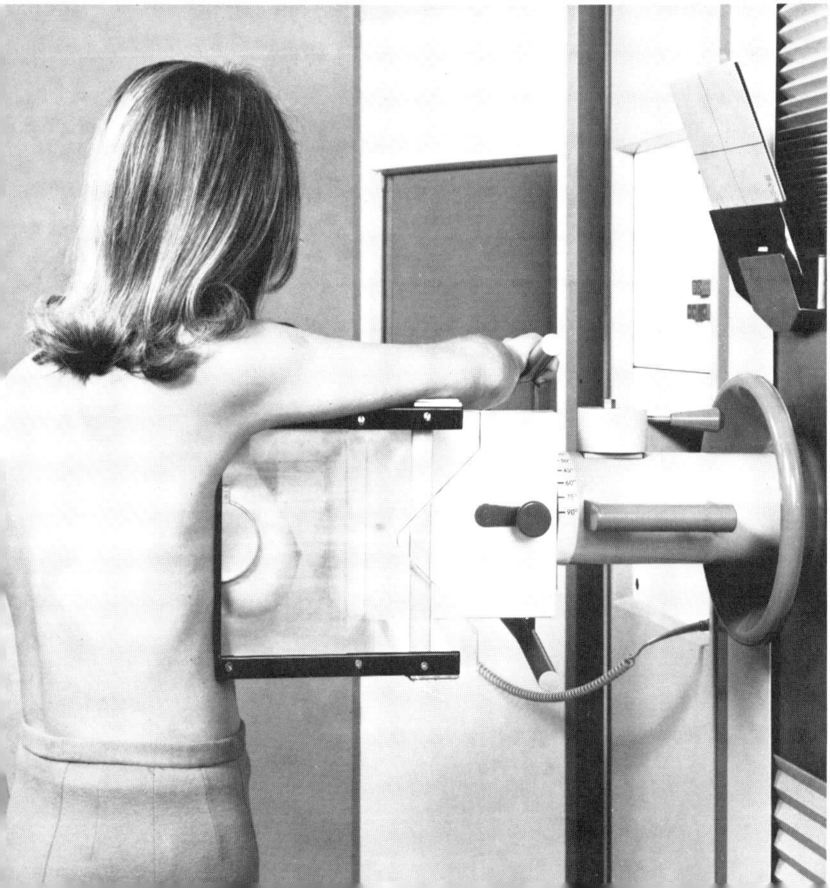

Mammographie. Eine der wichtigsten und nützlichsten Vorsorge-Untersuchungsmethoden.

Damit wären wir wieder an den Anfang unseres Gesprächs zurückgekehrt, nämlich daß die praktischen Probleme Ihrer Arbeit unmittelbar mit der Kenntnis der Lebensabläufe zusammenhängen, die aus dem gewaltigen Informationsspeicher unserer Zellen ihre Steuerbefehle erhalten.

Ja, aber ich glaube, man kann hier nicht oft genug wiederholen, daß wir in diesem Buch des Lebens eben erst zu blättern beginnen, daß ich aber gerade deshalb große Hoffnung habe, weil schon das wenige, was wir zur Zeit daraus erfahren, zeigt, daß wir noch weit tiefer in das Geheimnis der Lebensvorgänge eindringen können, als wir das früher je ahnten. Und schon jetzt hat das ja unsere Vorstellung vom Krebs revolutioniert, etwa indem wir sagen: Krebs ist im üblichen Sinne keine Krankheit.

Und was ist er?

Er ist weit eher ein zweites, allerdings chaotisches Leben in uns.

ENDE

Fach- und Fremdwörterglossar

Adrenalin Hormon des Nebennierenmarks. Eines der → Catecholamine, dessen Ausschüttung durch Erregung des → Sympathikus erfolgt.

Äonen Mehrzahl von Äon, Zeitalter, große Zeiträume.

Agens Wirkstoff, Wirkfaktor.

Agglomerat Ansammlung, Verklumpung.

Antibiotika Aus Schimmel- u. ähnlichen Pilzen sowie auch synthetisch gewonnene Stoffe mit hoher antibakterieller Wirkung. Bekanntestes Antibiotikum: Penicillin.

Antikörper Vom Abwehrsystem (→ Immunabwehr) eines Organismus produzierte Eiweißstoffe (Proteine), die mit ganz bestimmten Fremdkörpern (Antigenen), z. B. Bakterien oder deren Proteinen, reagieren und diese neutralisieren. Eine Impfung benutzt das gleiche Prinzip.

Antimetaboliten wörtlich: gegen den (Zell-) Stoffwechsel. Chemische Substanzen, die aufgrund ihrer Ähnlichkeit zu normalen biologischen Substanzen am Zellstoffwechsel teilnehmen, diesen aber dann, weil sie letzten Endes »unbiologisch« sind, blockieren. Sie werden daher häufig zum Abtöten von Krebszellen eingesetzt.

Benzpyren genauer 3,4-Benzpyren. Einer der bekanntesten krebserzeugenden polyzyklischen aromatischen Kohlenwasserstoffe, der sowohl im Zigarettenrauch als auch in Autoabgasen vorkommt.

Bionik Neuer Wissenschaftszweig, zusammengesetzt aus *Bio*logie und Tech*nik*, zur Anwendung und Nutzung biologischer Vorbilder in der Technik.

Biosphäre Der gesamte Lebensraum unserer Erde mit Menschen, Tieren, Pflanzen, Bakterien, Licht, Luft, Wasser usw., der in gewissem Sinne wieder ein eigener Organismus auf höherer Ebene ist.

Cancerogen Krebserregend, -erzeugend, -auslösend.

Catecholamine Oberbegriff für eine chemische Gruppe, zu der vor allem die Hormone der Nebenniere, → Adrenalin und → Noradrenalin gehören.

Chloroplasten Chlorophyllhaltige Teilchen innerhalb pflanzlicher Zellen, in denen die Kohlenstoffassimilation (→ Photosynthese) stattfindet.

Chromosomen Das → genetische Material des Zellkerns, bestehend aus Desoxyribonukleinsäure (→ DNS) und Protein (Nukleoprotein). Erst in vielzelligen (höheren) Organismen ordnen sich die Gene in Form von Chromosomen an. Diese häkchenförmigen »Gen-Pakete« verdoppeln sich kurz vor jeder Zellteilung, wobei je ein identischer Chromosomensatz auf die beiden neuen Tochterzellen kommt.

Claim Abgestecktes Gebiet, auf das Anspruch (engl. claim) erhoben wird (besonders aus der Zeit der Goldsucher bekannt).

Differenzierung Spezialisierung einer Zelle (oder eines Gewebes) für ihre besonderen Aufgaben innerhalb des Gesamtorganismus. Keimzellen und frühe → Embryonalzellen sind noch weitgehend undifferenziert, Krebszellen bereits wieder entdifferenziert.

DNS Abkürzung für Desoxyribonukleinsäure (engl. DNA). Hauptbestandteil der → Chromosomen. Stoff, mit dem der → genetische Code »geschrieben« ist.

Embryonalzellen Die sich allmählich → differenzierenden, jedoch noch verhältnismäßig rasch teilenden Zellen eines Embryos.

Endokrinologie Wissenschaft von der Arbeitsweise der inneren (Hormon-)Drüsen.

Entität Ganzheit, Ur-Einheit.

Enzym Protein (Eiweiß) mit einer an seine räumliche Gestalt gebundenen Katalysator-Wirkung. Enzyme (= Fermente) setzen so in Sekundenschnelle viele tausend andere Moleküle um (das Enzym Katalase z. B. spaltet pro Sekunde über 15000 H_2O_2-Moleküle). Der Aufbau der Enzyme wird über die → Messenger-RNS direkt vom genetischen Code bestimmt.

Evolution Entwicklung der biologischen Arten im Laufe der Erdgeschichte.

Fibroblasten Zellverband länglich gestreckter (»faserartig« angeordneter) Zellen, wie sie im Bindegewebe als dessen Hauptbestandteil vor allem zu finden sind.

Fokussieren von Fokus (= Brennpunkt); hier den Brennpunkt der Strahlen genau auf die Geschwulst richten, bzw. die Strahlen dort konzentrieren.

Galaxie Milchstraßensystem.

Gammastrahlung Elektromagnetische Wellen höchster Frequenz, hauptsächlich von radioaktiven Substanzen ausgehend. Härter, d. h. kurzwelliger und durchdringender als Röntgenstrahlen.

Gen-Manipulation Künstliche Veränderung am → genetischen Material, bzw. an den → Chromosomen.

Genetisch an den Genen (den Chromosomen) ansetzend; von den Genen ausgehend.

Genetischer Code »Sprache« und »Schrift« der biologischen Organismen, ausgedrückt in der Reihenfolge vier verschiedener Moleküle, der Stickstoffbasen Adenin, Cytosin, Guanin und Thymin, die je nach der Art und Weise, wie sie zu einer → Nukleinsäure aneinandergekettet sind, wie die Buchstaben eines Textes unterschiedliche Informationen (Nachrichten, Programme) enthalten. Die Entschlüsselung des genetischen Code, der in der ganzen Lebewelt nach dem gleichen Prinzip funktioniert, gelang in den sechziger Jahren durch die gemeinsame Anstrengung mehrerer biochemischer und molekularbiologischer Arbeitsgruppen.

Hydrocortison Wichtiges Steroid-Hormon der Nebennierenrinde.

Hypothese Noch nicht bewiesene Theorie, die jedoch als »Arbeits«hypothese oft die Voraussetzung zur Erforschung noch unbekannter Zusammenhänge in der Wissenschaft ist.

Immunabwehr Körpereigene Abwehr gegen Infektionen aller Art, bzw. auch gegen fremdes Zellgewebe, d. h. gegen bestimmte Fremdstoffe (Antigene) mit Hilfe der von den → Lymphzellen produzierten → Antikörper.

Injizieren Einspritzen.

Interdisziplinär Zwischen den Fachrichtungen (Disziplinen) stehend, mehrere Fachrichtungen miteinander verbindend.

Ionisierend Ionen (elektrisch geladene Teilchen) bildend, d. h. Moleküle durch Energiezufuhr in eine reaktionsfähige und damit chemisch aktive Form bringend.

Kobaltbestrahlung ^{60}Co ist ein häufig benutztes radioaktives Kobalt-Isotop, welches starke → Gammastrahlung aussendet.

Kommunizierende Systeme In Verbindung stehende, miteinander Information austauschende Systeme.

Kontaktinhibition Hemmung einer weiteren Zellteilung durch Berührung mit anderen Zellen, wodurch z. B. ein Übereinanderwachsen bestimmter Zellarten verhindert wird. Krebszellen kennen im allgemeinen keine Kontaktinhibition.

Krebsnoxen Krebsfördernde Giftstoffe, Quellen oder Herde – besonders auch im eigenen Körper.

Kybernetisch Nach den Gesetzen und der Arbeitsweise von sich selbst steuernden (und oft miteinander vernetzten) Regelkreisen. Kybernetes (griech.) = Steuermann.

Leukämie Blutkrebs. Unmäßige Vermehrung der weißen Blutkörperchen.

Lymphom Bösartige Geschwulst der Lymphdrüsen.

Lymphzellen Mit »Erkennungsantennen« bzw. mit → Antikörpern ausgestattete, von den Lymphdrüsen in den Blutstrom gesandte Zellen. Wichtige Träger der körpereigenen → Immunabwehr.

Manifestation Hier: das »Sich-Ausdrücken«, »Sich-Verwirklichen«.

Messenger-RNS abgekürzt m-RNS. »Boten«-RNS. Die → Nukleinsäure, welche sich entsprechend der ursprünglichen, vererbten Anordnung des → genetischen Code an den Genen als »Abdruck« derselben bildet und ihre so erhaltene Information vom Zellkern in die Zelle überträgt. Die m-RNS dient dort als Matrize für die → Enzymbildung an den → Ribosomen.

Metastasen Meist erst später und an anderen Stellen auftauchende Tochtergeschwülste (im Unterschied zum zuerst aufgetretenen »Primär«-Tumor).

Mitochondrien Teilchen von Bakteriengröße innerhalb tierischer Zellen (mehrere Tausend pro Zelle). In ihnen finden Zellatmung und Energieproduktion statt.

Molekularneurologie Wissenschaft von der Biochemie und dem molekularen Aufbau der Nerven- und Gehirnzellen.

Mutagen Zu → Mutationen führend, Mutationen auslösend.

Mutation Sprunghafte Erbänderung, z. B. durch chemische Veränderung eines Gens oder durch Bruch eines → Chromosoms. Einmal erfolgte Mutationen vererben sich auf alle Folgegenerationen weiter.

Mutationstheorie Erklärung der Krebsentstehung durch → Mutation einzelner Zellen und deren Vermehrung.

Nekrotisch zerfallend, verwesend.

Noradrenalin Hormon des Nebennierenmarks. Eines der → Catecholamine. Ausschüttung erfolgt durch Erregung des → Sympathikus.

Nukleinsäuren Hauptbestandteil der → Chromosomen und des Zellkerns. Träger (→ DNS) und Überträger (→ RNS, bzw. Messenger-RNS) der Erbinformation und des → genetischen Code. Zusammengesetzt aus langen, spiralig gewundenen Ketten von Stickstoffbasen (→ genetischer Code), die an einem Gerüst von Zuckerphosphat »aufgereiht« sind.

Onkogen Krebs erzeugend (Onkologie = Lehre von den Geschwulstkrankheiten).

Pharmakologisch Nach den Erkenntnissen der Pharmakologie, der Lehre von der Wirkungsweise der Arzneimittel.

Photosynthese Umwandlung und Bindung des Kohlendioxyds der Luft zu höheren Molekülen (Zucker, Säuren, Stärke etc.) mit Hilfe der Energie des Sonnenlichts in den grünen Pflanzenteilen (→ Chloroplasten).

Prophylaxe Vorbeugung, Verhütung.

Psychosomatisch seelisch-körperlich. Medizin, soweit sie sich mit den seelisch-körperlichen Wechselbeziehungen befaßt.

Pyrrhussieg Sieg, der in seinen Auswirkungen auch für den Sieger einer Niederlage gleichkommt (nach dem griechischen Feldherrn Pyrrhus).

Quantenzahlenkombination Jedes Elektron eines Atoms nimmt (vergleichbar mit einem um die Sonne kreisenden Planeten) eine bestimmte Kombination von Abstand, Radius, Richtung, Exzentrizität, Erregungszustand usw. ein, die in der Atomphysik mit sogenannten Quantenzahlen ausgedrückt wird.

Repairmechanismus Automatisch durchgeführte biologische »Reparatur« von Fehlern am Gen-Material, z. B. durch Korrekturen während der Verdoppelung desselben.

Repressor Protein, welches die Bildung der → m-RNS-Matrize von bestimmten Genabschnitten blockiert (das »Ablesen« unterdrückt).

Resistenz Widerstandskraft, Abwehr.

RNS Abkürzung für Ribonukleinsäure (engl. RNA). Der → DNS ähnliches, jedoch nicht vererbbares, weil nicht »stabiles« sekundäres genetisches Material (s. auch → Messenger-RNS).

Ribosomen Kugelförmige Teilchen im Zellinnern (viele Tausend pro Zelle) in der Größe von Viren, an welchen die → Enzymsynthese mit Hilfe der → Messenger-RNS stattfindet.

Sepsis Blutvergiftung.

Streptokokken Zu Ketten angeordnete Bakterien, Erreger eitriger Entzündungen wie z. B. Scharlach, Angina.

Streptomycin Gegen → Streptokokken, u. a. gegen Tuberkulose wirkendes → Antibiotikum.

Symbiose Zusammenleben bzw. Aufeinanderangewiesensein verschiedener Lebensformen unter gegenseitigem Profit.

Sympathikus Nervenstrang vom Zentralnervensystem ausgehend, der im Gegensatz zum Parasympathikus vor allem dann in Tätigkeit tritt und Impulse weiterleitet, wenn der Körper auf Aktion eingestellt ist.

UV-Strahlung Ultraviolette elektromagnetische Strahlung kurz unterhalb der Wellenlängen des sichtbaren Lichts.

Vegetatives Nervensystem Auch autonomes Nervensystem; die Gesamtheit der dem Einfluß des Willens und dem Bewußtsein entzogenen Nerven und Nervenzellen, die der Regelung der Lebensfunktionen (Atmung, Verdauung, Stoffwechsel, Wasserhaushalt etc.) dienen und das harmonische Ineinandergreifen der Tätigkeiten der einzelnen Körperteile gewähren. Besitzt durch eine enge Verbindung mit den Gehirnfunktionen wie auch dem Hormonsystem eine wichtige → psychosomatische Schlüsselstellung und reagiert empfindlich auf entsprechende Reize.

Zellmembran Zellwand, durch die z. T. durch Poren, z. T. auf andere Weise, ein kontrollierter Stoffaustausch mit der Umgebung erfolgt.

Zellinformation Die vom → genetischen Code einer Zelle durch die → m-RNS ablesbaren Programme.

Statistische Betrachtungen zum Krebsproblem

Über die Aufgliederung und die allmähliche Verschiebung der Todesursachen in der Bundesrepublik Deutschland gibt uns die Tabelle 1 für die Jahre 1952, 1960 und 1970 einen Überblick. Dadurch wird gleichzeitig unser Krebsproblem in den größeren Zusammenhang gestellt.

Tabelle 1 **Todesursachenstatistik in der BRD**

Jahr	**1952**	**1960**	**1970**
Einwohnerzahl	48487900	53381000	58528100
Zahl der Lebendgeborenen	762469	947124	810808
Gesamtzahl der Verstorbenen	508053	606853	734843
Krankheiten des Herzens und Kreislaufsystems	183089 = 36,03%	239914 = 39,53%	324095 = 44,10%
davon an Herzgefäßerkrankungen (Ischämien) – überwiegend Herzinfarkt	23660 = 4,65%	52177 = 8,59%	105551 = 14,36% 65714 = 8,94%
davon an Gehirngefäßerkrankungen (z. B. Schlaganfall)	65671 = 12,92%	78829 = 12,98%	79820 = 10,86%
davon an Gehirnarterienverkalkungen (Zerebralsklerose)	6123 = 1,20%	14056 = 2,31%	26920 = 3,66%

(Fortsetzung) **Todesursachenstatistik in der BRD**

Jahr	1952	1960	1970
Einwohnerzahl	48487900	53381000	58528100
Zahl der Lebendgeborenen	762469	947124	810808
Gesamtzahl der Verstorbenen	508053	606853	734843

Alle Geschwulstbildungen	94097 = 18,52%	116317 = 19,16%	148590 = 20,22%
davon bösartige Geschwülste einschl. des lymphotischen Systems und der blutbildenden Organe	48485 = 17,61%	110927 = 18,27%	142423 = 19,38%
davon Geschwulstbildungen unbekannter Natur	3369 = 0,66%	4357 = 0,71%	5242 = 0,71%
davon gutartige Geschwulstbildungen	1243 = 0,24%	1033 = 0,17%	925 = 0,12%
Altersschwäche	34427 = 6,77%	29622 = 4,88%	12480 = 1,69%
Krankheiten der frühesten Kindheit einschl. Mißbildungen, Frühgeburten	36767 = 7,23%	31974 = 5,26%	19165 = 2,60%
Lungenentzündung, akute oder chron. Bronchitis	24823 = 4,88%	28457 = 4,68%	33823 = 4,60%
Tuberkulose aller Organe	13281 = 2,61%	8658 = 1,42%	5047 = 0,65%
Erkrankungen der Leber und Gallenwege	11791 = 2,32%	17618 = 2,90%	23308 = 3,17%
Selbstmord	8526 = 1,67%	10017 = 1,65%	13046 = 1,77%
Kraftfahrzeugunfälle	7130 = 1,40%	13673 = 2,25%	19143 = 2,60%
Übrige Todesursachen	94122 = 18,77%	110603 = 18,27%	136146 = 18,57%

Entsprechend der Zunahme der Gesamttodesfälle pro Jahr steigen auch die Zahlen in den Gruppen der Haupt-Todesursachen. Darüber hinaus finden sich jedoch interessante prozentuale Verschiebungen.

So ist zum Beispiel der Rückgang der Tuberkulosesterblichkeit und der Krankheiten des frühesten Kindesalters auf die Hälfte (pro 100 000 Neugeborene) bemerkenswert. Zweifellos ein Erfolg von Hygiene und medizinischer Versorgung. Der Rückgang der Todesursachenbezeichnung »Altersschwäche« ist dagegen wohl hauptsächlich ein Zeichen für eine bessere Krankheitserfassung.

Auffallend ist auch der Anstieg bei den Herz-Kreislaufkrankheiten mit dem Schwerpunkt des Herzinfarktes (Herzschlag), aber auch bei kleineren Gruppen wie den Erkrankungen der Leber- und Gallenwege, hinter denen sich vornehmlich eine Zunahme der Todesfälle durch Leberverhärtung (Leberzirrhose) verbirgt.

Auch der Selbstmord ist von 17,5 (1952) auf 22,3 pro 100 000 Einwohner (1970) deutlich angestiegen. Bekannt ist der starke Anstieg der Zahl der Verkehrstoten von 7130 (1952) auf 19 143 (1970) und damit auf das 2,7fache. Eine Entwicklung, mit der der Anstieg des Bronchialkarzinoms von 7652 (1952) auf 20 729 (1970) Todesfälle eine auffallende und vielleicht nicht zufällige Parallele zeigt: ebenfalls als – wenn auch erst wesentlich später zutage tretende – Folge der rapide angestiegenen Verkehrs- und damit Abgasdichte?

Natürlich hat auch die Gesamtheit der Geschwülste nach Zahl und Prozentsatz stetig zugenommen, und bereits 1970 mußte jeder fünfte Todesfall ursächlich auf eine Geschwulst zurückgeführt werden. Die Kardinalfrage war jedoch hier von jeher: Handelt es sich dabei wirklich um eine echte Zunahme der Erkrankungen und Todesfälle an Krebs oder lediglich um ein Ergebnis der verbesserten Diagnostik — oder gar um eine Scheinzunahme, weil heute mehr Menschen eine Altersstufe erreichen, in der sie Krebs bekommen können?

Übersicht der wichtigsten Geschwulstarten

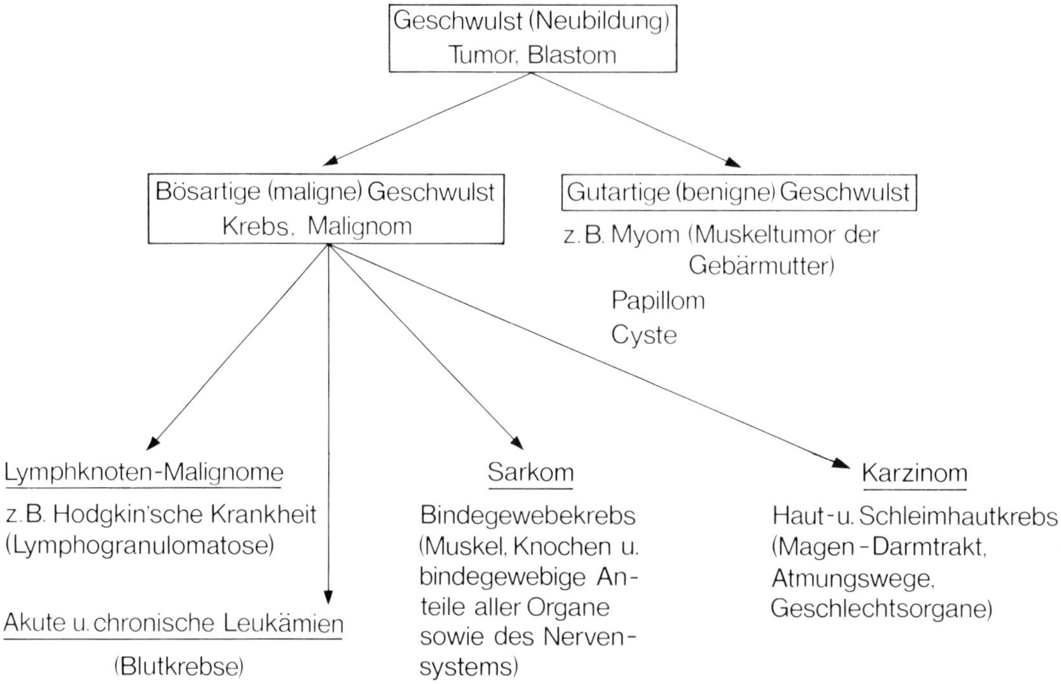

Probleme der Krebsstatistik:

Da es in der Bundesrepublik Deutschland – im Gegensatz zur hier vorliegenden Todesursachenstatistik (Mortalitätsstatistik) – keine umfassende und zuverlässige Krankheitsstatistik (Morbiditätsstatistik) gibt, müssen wir die obige Frage indirekt beantworten.

Eine rühmliche Ausnahme macht hier z. B. die Hansestadt Hamburg mit ihrer Meldepflicht für Neuerkrankungen an Krebs. Doch können die Großstadtverhältnisse, wie wir weiter unten noch sehen werden, nicht ohne weiteres auf den Gesamtbereich der Bundesrepublik Deutschland übertragen werden.

Zunächst sollten wir uns also fragen, in welchem Lebensalter die Krebserkrankungen hauptsächlich auftreten.

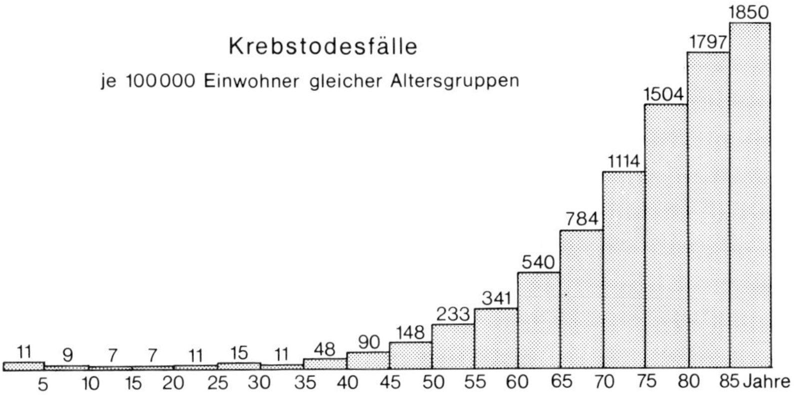

Abb. 1. Zunahme der Krebssterbefälle mit dem Alter (Todesfälle je 100000 Einwohner, nach Angaben des Statistischen Bundesamtes für 1956). (Entnommen K. H. Bauer, Das Krebsproblem.)

Aus der in Abbildung 1 gezeigten Verteilung der Krebstodesfälle (berechnet auf je 100000 Einwohner gleicher Altersklassen) ergibt sich, daß in der zweiten Lebenshälfte ein stetiger, ab der Altersklasse 60 bis 65 Jahre sogar ein steiler Anstieg der Todes- und somit auch Erkrankungszahl auftritt. Die Wahrscheinlichkeit, an Krebs zu erkranken, nimmt also nach Art einer gesetzmäßigen Beziehung mit dem Lebensalter zu. Das gilt übrigens ebenso, wenn auch in unterschiedlichem Ausmaß, für die Herz- und Kreislauferkrankungen. Abbildung 2 zeigt uns das Verhältnis dieser beiden Krankheitsgruppen in den verschiedenen Altersklassen, errechnet am Beispiel West-Berlins (man beachte den logarithmischen Maßstab auf der Ordinate).

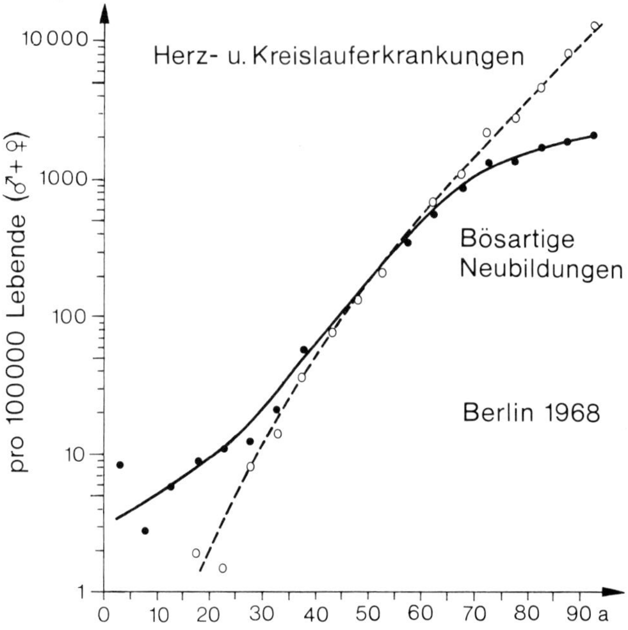

Abb. 2. Sterbequoten für Männer und Frauen an bösartigen Geschwülsten sowie an Herz- und Kreislauferkrankungen in den verschiedenen Altersklassen (nach Oeser et al.).

So ergibt es sich, daß nur für die 40- bis 60jährigen etwa eine gleich große und gleichermaßen ansteigende Sterblichkeit an bösartigen Geschwülsten wie an Herz- und Kreislauferkrankungen besteht. Im höheren Lebensalter überwiegen die Todesfälle durch Herz- und Kreislaufkrankheiten, die in den höchsten Altersklassen den Krebs schließlich um über das Fünffache übertreffen!

Ähnlich müssen wir in unsere Betrachtung mit einbeziehen, daß auch jeder Organkrebs, bei Mann und Frau unterschiedlich, seine eigene Häufigkeitsverteilung in Abhängigkeit vom Lebensalter aufweist (Abb. 3), d. h., daß 100 Krebstodesfälle z. B. in der Altersklasse von 0 bis 9 Jahren eine andere Verteilung auf die einzelnen Entstehungsorgane zeigen, als etwa in der Altersklasse der 50- bis 59jährigen.

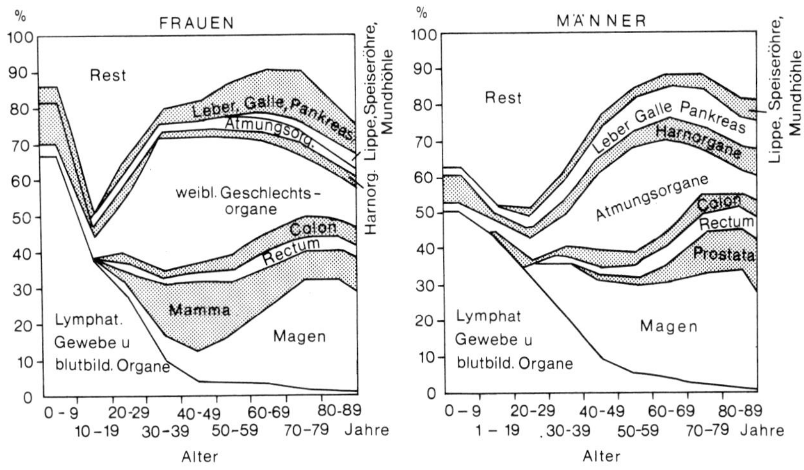

Abb. 3. Prozentuale Verteilung der Krebstodesfälle der beiden Geschlechter auf die wichtigsten Organkrebse und die Abhängigkeit ihrer Häufigkeit von den verschiedenen Altersstufen (errechnet nach Angaben des Statistischen Bundesamtes 1956). *(Entnommen K. H. Bauer, Das Krebsproblem.)

Mamma:	Brustdrüse
Rectum:	Mastdarm
Colon:	Dickdarm
Pankreas:	Bauchspeicheldrüse
Prostata:	Vorsteherdrüse

Um solche Beziehungen einmal in ihrem größeren Zusammenhang zu sehen, sollte man wissen, welche Todesursachen für die verschiedenen Lebensalter überhaupt im Vordergrund stehen. Zur Orientierung seien hier daher für 3 Altersklassen die Sterbeziffern von 5 repräsentativen Erkrankungen aus dem Jahre 1960 aufgeführt. Sie wurden auf 100000 Einwohner gleichen Lebensalters berechnet (Tabelle 2).

Tabelle 2

Sterbeziffern nach Altersgruppen

für ausgewählte Todesursachen (berechnet auf jeweils 100000 Einwohner gleichen Alters) aus dem Jahre 1960

Lebensalter	15 bis 25	26 bis 45	65 bis 75
gestorben insgesamt	107	183	4028
Tuberkulose	1,8	9,3	51,9
bösartige Geschwülste	4,9	31,0	848,0
Herz-, Gefäß- und Kreislaufkrankheiten	4,7	26,0	1888,8
Grippe	0,8	1,5	81,6
Unfälle, einschließlich Vergiftungen	53,3	35,4	93,3

Doch zurück zu unserer Krebsstatistik. Schon Abb. 3 ließ erkennen, daß die prozentuale Verteilung der Krebstodesfälle auf die einzelnen Organe bei Mann und Frau sehr unterschiedlich ist; teilt man z. B. die Zahl der aufgetretenen Lungenkrebstodesfälle eines Jahres prozentual auf beide Geschlechter auf, und ebenso die der anderen Organkrebse, so ergab sich für 1956 eine Verteilung gemäß Abb. 4.

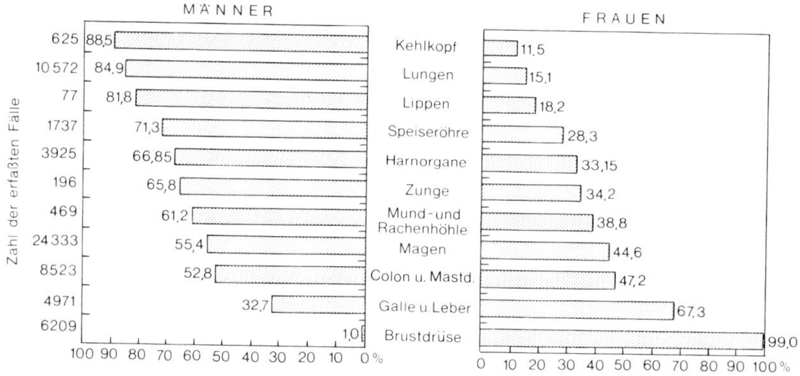

Abb. 4. Gegenüberstellung des prozentualen Anteils der beiden Geschlechter an den Krebssterbefällen und Krebserkrankungen der verschiedenen Organe (errechnet nach Angaben des Statistischen Bundesamtes für das Jahr 1956). (Entnommen K. H. Bauer, Das Krebsproblem.)

Die Unzulänglichkeit gerade dieser auf den ersten Blick bestechenden Gegenüberstellung wird uns jedoch sofort klar, wenn wir einen Blick auf den Altersaufbau der Bevölkerung der BRD für das Jahr 1970 werfen (Abb. 5). Die Alterspyramide ist durch die hohen Kriegsverluste an Gefallenen beider Weltkriege asymmetrisch geworden, und zwar zugunsten der Frauen im jetzigen Alter von über 45 Jahren, und weist tiefe Einkerbungen durch die Geburtenausfälle beider Weltkriege und der Wirtschaftskrisen um 1932 auf. Der schmaler werdende Sockel läßt bereits den 1972 erstmals nach dem Kriege eingetretenen Zustand erahnen, daß die Geburtenziffer von 701 000 um 29 000 unter der Sterbeziffer von 730 000 liegt, daß also der Bevölkerungszuwachs einer (vorübergehenden?) Abnahme Platz gemacht hat.

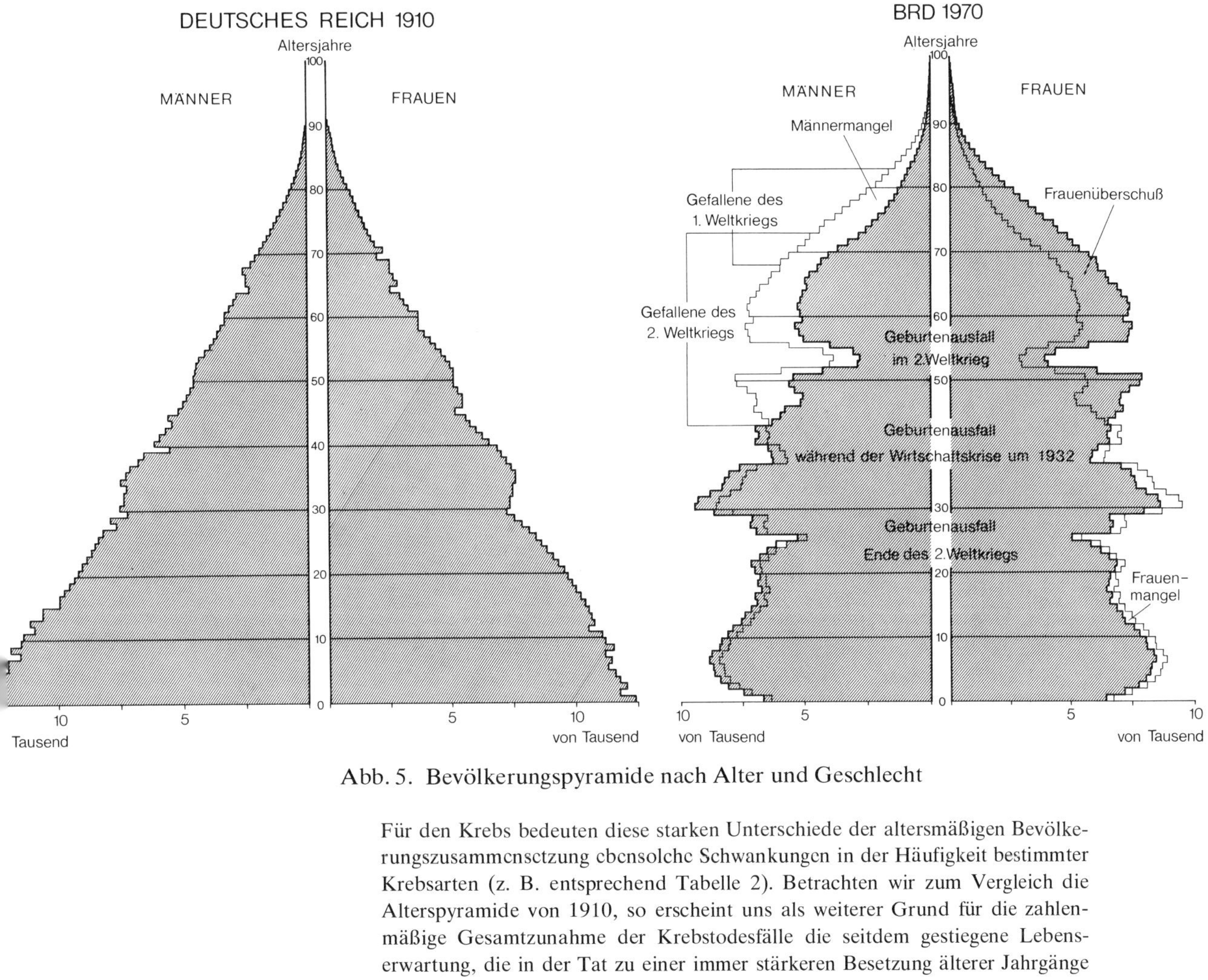

Abb. 5. Bevölkerungspyramide nach Alter und Geschlecht

Für den Krebs bedeuten diese starken Unterschiede der altersmäßigen Bevölkerungszusammensetzung ebensolche Schwankungen in der Häufigkeit bestimmter Krebsarten (z. B. entsprechend Tabelle 2). Betrachten wir zum Vergleich die Alterspyramide von 1910, so erscheint uns als weiterer Grund für die zahlenmäßige Gesamtzunahme der Krebstodesfälle die seitdem gestiegene Lebenserwartung, die in der Tat zu einer immer stärkeren Besetzung älterer Jahrgänge geführt hat, in denen nach Abb. 1 die große Zahl der Krebserkrankungen und

Todesfälle ja erst auftritt. Die Frage, inwieweit diese Beziehung bei der Zunahme der Krebsfälle tatsächlich eine Rolle spielt, wird weiter unten noch einmal angeschnitten werden.

Tabelle 3

Todesursachenstatistik der Geschwulsterkrankungen bei **Frauen** in der BRD

Jahr	**1952**		**1960**		**1970**	
Gesamtzahl	**49301**		**58968**		**75098**	
Magen	11014	$22{,}34_0$%	11035	$18{,}71_3$%	11067	$14{,}73_6$%
Genitalorgane	9442	$19{,}15_1$%	11082	$18{,}79_3$%	13057	$17{,}38_6$%
Brustdrüse	5483	$11{,}12_1$%	6967	$11{,}81_9$%	10073	$13{,}41_3$%
Leber und Gallenwege	3363	$6{,}82_1$%	3811	$6{,}46_2$%	3801	$5{,}06_3$%
Dickdarm	2722	$5{,}52_1$%	3185	$5{,}40_1$%	6903	$9{,}19_1$%
Mastdarm	1654	$3{,}35_4$%	2157	$3{,}65_7$%	3551	$4{,}72_8$%
Lymphsystem, blutbildende Organe	1643	$3{,}33_2$%	2703	$4{,}58_3$%	3859	$5{,}13_8$%
Luftröhre, Bronchien, Lunge	1356	$2{,}75_0$%	1985	$3{,}36_6$%	2819	$3{,}75_3$%
Niere und ableitende Harnwege	1169	$2{,}37_1$%	1548	$2{,}62_5$%	2296	$3{,}05_7$%
Bauchspeicheldrüse	748	$1{,}51_7$%	1496	$2{,}53_6$%	2548	$3{,}39_2$%
Speiseröhre	525	$1{,}06_4$%	491	$0{,}83_2$%	578	$0{,}76_9$%
Kehlkopf	80	$0{,}16_2$%	58	$0{,}09_8$%	112	$0{,}14_9$%
Knochen und Bindegewebe	570	$1{,}15_6$%	627	$1{,}06_3$%	596	$0{,}79_3$%
Haut, Gehirn u. Nervensystem	848	$1{,}72_0$%	1184	$2{,}00_7$%	1361	$1{,}81_2$%
Neubildungen unbek. Charakters	1632	$3{,}31_0$%	2199	$3{,}72_9$%	2786	$3{,}70_9$%
gutartige Neubildungen	966	$1{,}95_9$%	781	$1{,}32_4$%	610	$0{,}81_2$%
Übrige	6086	$12{,}34_4$%	7659	$12{,}98_8$%	9081	$12{,}09_2$%

Die tatsächliche Bedrohung durch den Krebs ist daher nur dynamisch, d. h. anhand der Entwicklung im Laufe der Jahre, sowie getrennt nach Männern und Frauen zu erfassen.

Tabelle 4

Todesursachenstatistik der Geschwulsterkrankungen bei **Männern** in der BRD

Jahr	**1952**		**1960**		**1970**	
Gesamtzahl	**44796**		**57349**		**73492**	
Magen	13615	30,39$_3$%	13705	23,89$_5$%	12748	17,34$_6$%
Luftröhre, Bronchien, Lunge	6296	14,05$_4$%	11734	20,46$_0$%	17910	24,36$_9$%
Vorsteherdrüse, Hoden, übrige Geschlechtsorgane	3221	7,19$_0$%	4368	7,61$_6$%	6407	8,71$_7$%
Dickdarm	2363	5,27$_5$%	2580	4,49$_8$%	5018	6,82$_7$%
Mastdarm	2469	5,51$_1$%	2588	4,51$_7$%	3800	5,17$_0$%
Niere u. ableitende Harnwege	2150	4,79$_9$%	3177	5,57$_9$%	4487	6,10$_5$%
Lymphsystem, blutbildende Organe	2091	4,66$_7$%	3176	5,53$_8$%	4263	5,80$_0$%
Leber und Gallenwege	1651	3,68$_5$%	1940	3,38$_2$%	1696	2,30$_7$%
Speiseröhre	1286	2,87$_0$%	1334	2,32$_6$%	1417	1,92$_8$%
Bauchspeicheldrüse	869	1,93$_9$%	1660	2,89$_4$%	2611	3,55$_2$%
Kehlkopf	590	1,71$_7$%	656	1,14$_3$%	900	1,22$_4$%
Knochen und Bindegewebe	664	1,48$_2$%	653	1,17$_8$%	638	0,86$_8$%
Haut, Gehirn, Nervensystem	812	1,81$_2$%	1227	2,13$_9$%	1369	1,86$_2$%
Neubildungen unbek. Charakters	1737	3,87$_7$%	2158	3,76$_2$%	2456	3,34$_1$%
Gutartige Neubildungen	277	0,61$_8$%	252	0,47$_9$%	315	0,42$_8$%
Übrige	4705	10,50 %	6141	10,70$_8$%	7457	10,14$_6$%

Wenn wir uns somit der Todesursachen-Statistik der Geschwulsterkrankungen bei Frauen (Tabelle 3) und Männern (Tabelle 4) in der BRD zuwenden und die Jahre 1952, 1960 und 1970 vergleichen, so stand vor 20 Jahren bei beiden Geschlechtern der Magenkrebs an erster Stelle. Inzwischen ist er auf rund 60 Prozent seiner damaligen Häufigkeit abgesunken. In der gleichen Zeit notieren wir dafür eine katastrophale Entwicklung in der Zunahme der jährlichen Todesfälle an Krebsen der Atmungswege beim Mann von 6296 im Jahre 1952 auf fast das Dreifache, nämlich auf 17210 im Jahre 1970. Beim Mann ist dieser Organkrebs damit innerhalb von 20 Jahren mit großem Abstand an die erste Stelle gerückt. Während bei der Frau eine leichte prozentuale Abnahme der Todesfälle durch Unterleibskrebs festzustellen ist, sind es bei ihr die Brustdrüsenkrebse, die neben denen der Atmungswege deutlich zunehmen. Bei beiden Geschlechtern ist außerdem ein Ansteigen an Krebsen des Dickdarms, der Bauchspeicheldrüse, der Niere und der Harnwege zu beobachten.

Insgesamt ist vom 30. bis 40. Lebensjahr der Anteil der Krebstodesfälle bei Frauen – bedingt durch den Brust- und Unterleibskrebs – erheblich höher als bei Männern. In höheren Lebensaltern ist es umgekehrt; hier ist die erhöhte Krebssterblichkeit beim Mann in erster Linie durch den Lungenkrebs und danach durch die Geschwülste des Verdauungstraktes und der Prostata bedingt.

Um daher über die Entwicklung des Krebses als solche – etwa in den letzten 20 Jahren – eine aufschlußreiche Aussage machen zu können, müssen wir sie unbeeinflußt von den aus der Bevölkerungspyramide abzulesenden jährlichen Änderungen im Altersaufbau erfassen. Das heißt, wir müssen die Veränderung der Krebssterblichkeit *innerhalb* der gleichen Altersgruppen zugrunde legen. In Abbildung 6, 7 und 8 ist diese anhand von drei in ihrer Entwicklung besonders auffälligen Krebstodesfallarten graphisch anschaulich gemacht: die männlichen Magen- und Bronchialkrebstodesfälle sowie die weiblichen Brustkrebstodesfälle. Diese sind hierzu nach Altersgruppen von 5 Jahren aufgeteilt und auf 10000 Lebende der jeweiligen Altersgruppe für die Jahre 1952, 1960 bzw. 1970 berechnet. Der leichte Rückgang der Sterblichkeit an Magenkrebs bestätigt sich dabei ebenso wie die Zunahme des Brustdrüsenkrebses und der katastrophale Anstieg der Bronchialkrebstodesfälle.

Wenn wir nun zu unserer Ausgangsfrage zurückkehren, ob es sich bei den ansteigenden Grund- und Prozentzahlen der Geschwulsttodesfälle um rund 10 Prozent (Tabelle 1) um eine echte Zunahme der Krebsgefährdung handelt, so kann dies nunmehr eindeutig mit ja beantwortet werden. Denn in diesem Zeitraum (1952–1970) hat weder die medizinische Krebsdiagnostik entsprechend umwälzende Fortschritte gemacht, noch hat die Lebenserwartung der Bevölkerung und damit der Anteil krebsgefährdeter Altersstufen auch nur annähernd vergleichbar zugenommen.

Zur Dynamik einiger Krebsarten:

Die Dynamik der Krebsanfälligkeit zeigt aber noch andere Eigenheiten. So kann das Absinken der Sterblichkeitsziffer beim Magenkarzinom sicher als Verschiebung der Mortalität in Richtung höherer Altersgruppen gedeutet werden (Abb. 6). Z. B. wird eine Sterblichkeit von über 11 pro 10000, die 1952 noch die 55- bis 60jährigen aufwiesen, heute erst bei den 60- bis 65jährigen angetroffen.

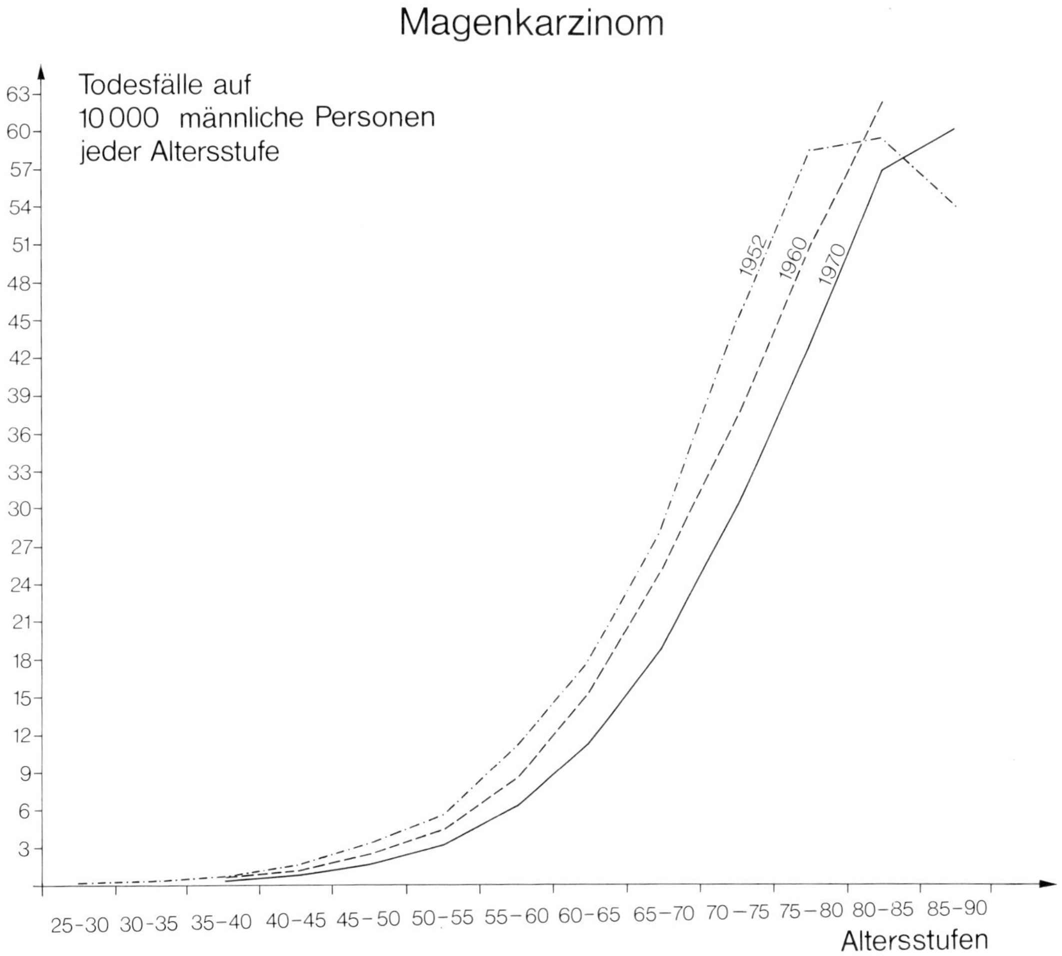

Abb. 6

Beim Brustdrüsenkrebs der Frau (Abb. 7) ist der Kurvenanstieg, entsprechend der niedrigeren Gesamtsterblichkeit, bedeutend flacher als beim Magenkrebs, jedoch auch hier bis zur höchsten Altersstufe stetig zunehmend, allerdings mit der umgekehrten Tendenz: von 1952 bis 1970 in Richtung der *jüngeren* Jahrgänge zunehmend.

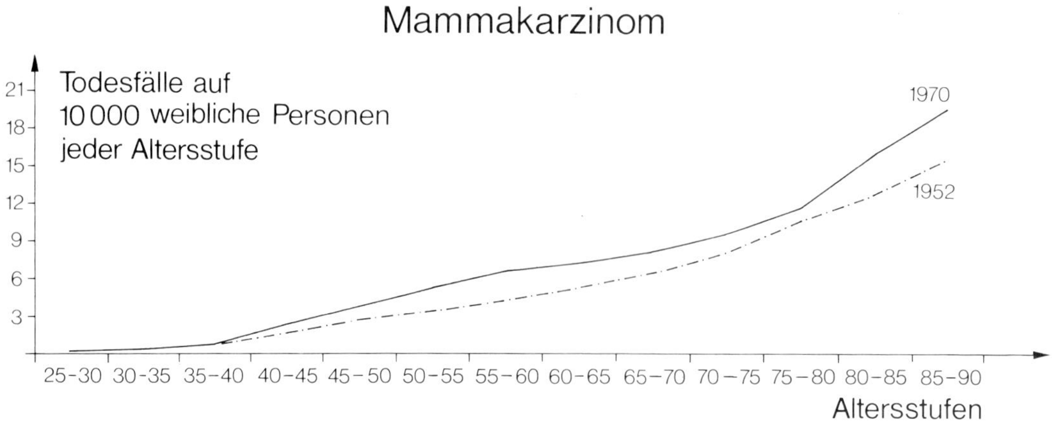

Abb. 7

Die Verhältnisse beim Bronchialkrebs während der letzten 20 Jahre zeigt uns Abb. 8. Hier beginnt die erschreckende Zunahme der Sterblichkeit überraschenderweise erst in den Altersgruppen ab 55 Jahren (Langzeiteffekt der karzinogenen Substanzen in Zigarettenrauch und Abgasen?). Auffallend ist hier auch generell die Altersverteilung. Während bei den übrigen Organkrebsen die Häufigkeit mit zunehmendem Alter fortgesetzt ansteigt, findet sich beim Bronchialkarzinom ein Maximum zwischen 65 und 70 Jahren, das sich 1970 bis auf die Altersklasse der 70- bis 75jährigen ausdehnte.

Abb. 8

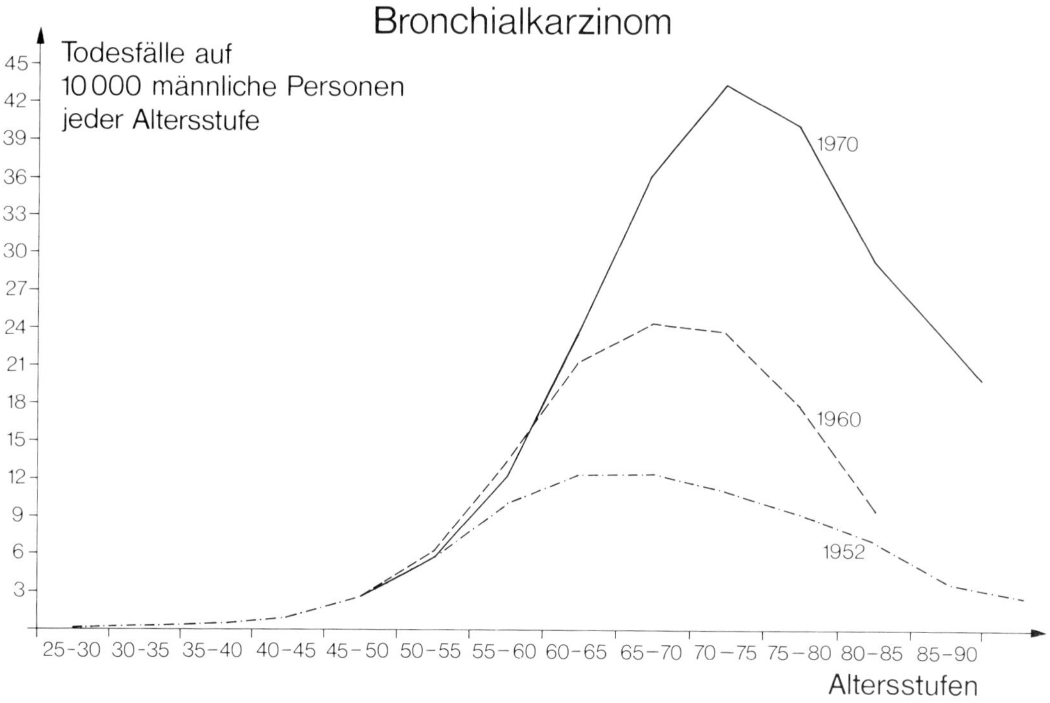

Krebshäufigkeit und Umweltbedingungen:

Durch die additive Wirkung von Zigarettenmißbrauch mit den in den Städten zunehmenden Abgasen mag hier eine »Konkurrenzsituation« gegenüber den Herz-Kreislaufschäden vorliegen, die sich in gewissen Altersstufen schon in einer zum Tode führenden Erkrankung niederschlagen (besonders wenn begünstigende Faktoren, wie Übergewicht, Bluthochdruck, Zuckerkrankheit oder Gicht vorliegen), bevor eine durch krebserzeugende Gifte zu erwartende Bronchialkrebsbildung durchbricht.

a) Bronchialkrebs

An der Heidelberger Chirurgischen Klinik wurde die Berufsverteilung von 760 Fällen von Bronchialkrebs ermittelt (Tabelle 5) und zur Stärke der Berufsgruppen im Einzugsgebiet der Klinik in Beziehung gesetzt. Der Durchschnitt wurde mit 100 angesetzt.

Tabelle 5. *Häufigkeit des Lungenkrebses in einzelnen Berufsgruppen.* Vergleich des Krankengutes der Heidelberger Chirurgischen Klinik von 1944 bis 1955 (760 Fälle) mit der Stärke der Berufsgruppen in Nordwürttemberg-Nordbaden (K. Spohn 1956).

Gaststättenberufe	215
Chemiewerker	147
Verkehrsberufe (bes. Eisenbahnwärter und Kraftfahrer)	137
Papierhersteller und -verarbeiter	135
Nahrungs- und Genußmittelhersteller	133
Maschinisten und zugehörige Berufe	107
Metallerzeuger und -verarbeiter	107
Forst-, Jagd- und Fischereiberufe	100
Steingewinner und -verarbeiter	98
Acker-, Gartenbauer, Tierzüchter	86
Bauberufe	84
Kaufmännische Berufe	76
Ingenieure und Techniker	70
Erziehungs- und Lehrberufe, Seelsorger	67
Gesundheitsdienst und Körperpflegeberufe	64

Entnommen K. H. Bauer, »Das Krebsproblem«.

An der Spitze stehen die Gaststättenberufe, bei denen sich aktives und passives Rauchen addieren. Es folgen Chemiearbeiter und Verkehrsberufe mit ihrer besonders hohen Abgas-Exposition. Auf der Gegenseite stehen Heilberufe, Lehrer und Geistliche. Im ganzen also ein getreues Abbild des Ausgesetztseins gegenüber Tabakrauch und anderen Inhalationsgiften.

In einer amerikanischen Statistik (Tabelle 6) werden die Bronchialkrebskranken in Nichtraucher und unterschiedlich starke Raucher aufgeschlüsselt. Die Beziehung ist ebenfalls eindeutig. Die Zunahme des Bronchialkrebses geht auch in allen anderen Ländern mit der Zunahme des Zigarettenkonsums parallel.

Tabelle 6. *Bronchialkarcinome je 100 000 Lebende* (nach E. C. Hammond, Amer. Canc. Soc. 1955).

Nichtraucher	49
Gelegenheitsraucher	102
Gewohnheitsraucher	
a) weniger als 20 Zigaretten täglich	128
b) 20 bis 40 Zigaretten täglich	227
c) mehr als 40 Zigaretten täglich	460

Umfangreiche epidemiologische Untersuchungen aus dem Ruhrgebiet zeigen ähnlich eindeutige Unterschiede in der Krebsanfälligkeit zwischen Stadt- und Landbevölkerung. Nach einer Statistik aus dem Jahre 1971, in die zur Abgrenzung gegenüber der cancerogenen Wirkung des Zigarettenrauchs ausschließlich Nichtraucher einbezogen wurden, ist die Gesamtkrebsanfälligkeit mit Todesfolge in den Städten 2,7- bis 3,8mal höher als auf dem Lande, wobei dem Bronchialkarzinom wohl der Löwenanteil zugemessen werden darf.

So ist die weiter oben aufgezeigte Verschiebung von Magenkrebs zu Bronchialkrebs und die steile Zunahme des letzteren beim Manne in der Stadtbevölkerung wesentlich stärker ausgeprägt als im Durchschnitt. Eine Statistik der Stadt Wien für das Jahr 1971 zeigt bereits einen relativen Anteil von 30,4 Prozent

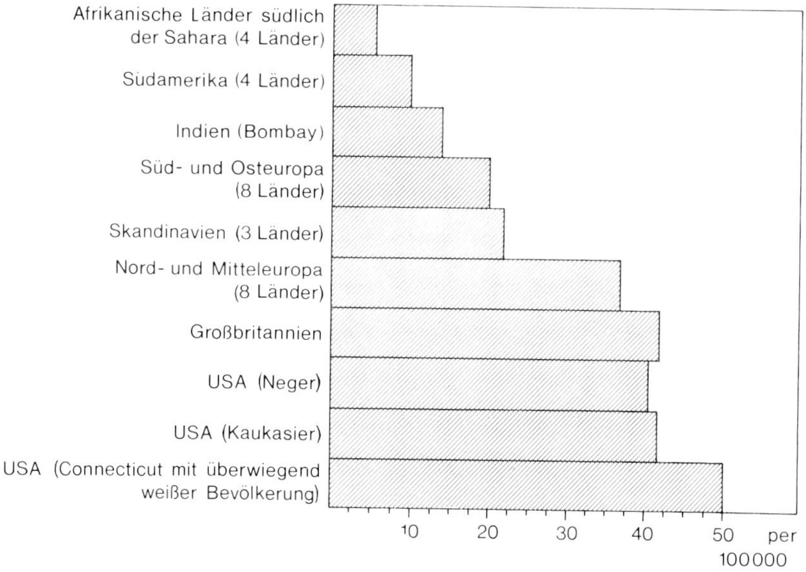

Abb. 9. Erkrankungshäufigkeit an Dick- und Mastdarmkrebs im Alter zwischen 35 und 64 Jahren bei verschiedenen Völkern und Volksgruppen.

Bronchialkrebs-Todesfällen (Durchschnitt: Männer 24 Prozent, Frauen 17 Prozent) gegenüber einem Rückgang bei Magenkrebs-Todesfällen auf 13,8 Prozent (Durchschnitt: Männer 17 Prozent, Frauen 15 Prozent).

Demnach dürfte vor allem die beträchtliche Summe an Abgasen und Stäuben (Kohlenmonoxyd, Schwefeldioxyd, Staub, Ruß, Feinstäube, Stickoxyde und polyzyklische aromatische Kohlenwasserstoffe) aus Autoabgasen, Feuerungs- und Produktionsanlagen, denen wir in den Städten ausgesetzt sind, für dieses Ergebnis verantwortlich sein.

b) Krebsarten des Verdauungstraktes

Liegen für die Entstehung des Bronchialkrebses die Hauptursachen fest, so sind sie beim Befall anderer Organe nur zu vermuten. Durch epidemiologische Untersuchungen lassen sich immerhin manche richtunggebende Anhaltspunkte gewinnen. Abbildung 9 zeigt den Unterschied der Erkrankungshäufigkeit an Dick- und Mastdarmkrebs auf, wie er bei verschiedenen Völkern und Volksgruppen mit unterschiedlichen Eßgewohnheiten auftritt.

Schlackenreiche und mit viel Ballaststoffen beladene, sogenannte einfache Kost (Kriegsernährung!) übt einen natürlichen Reiz auf die Darmbewegung aus und ergibt so eine kürzere Verweildauer im Körper. Umgekehrt ergibt eine nährstoffreiche schlackenarme Kost einen Darminhalt von kleinem Volumen und langer Verweildauer. Je »raffinierter« und schlackenärmer die Kost einer Bevölkerungsgruppe, desto höher in der Tat die Erkrankungshäufigkeit an diesen Krebsarten. Denn nicht nur die Verweildauer, sondern auch die Konzentration der mit der Nahrung aufgenommenen krebserzeugenden Substanzen ist bei schlackenarmer Kost, vor allem im Dickdarm, wesentlich höher.

c) Unterleibskrebs der Frau

Beim Gebärmutterhalskrebs (Kollumkarzinom) sind niedrigerer sozialer Stand, früher Zeitpunkt des ersten sexuellen Verkehrs, größere Anzahl von Geburten und nachfolgenden chronisch-entzündlichen Veränderungen, größere Häufigkeit des Geschlechtsverkehrs, fehlende Beschneidung des Mannes

Tabelle 7: Häufigkeit von Gebärmutterhalskrebsen auf 100000 Frauen in New York bei verschiedenen Bevölkerungsgruppen (nach *Haenszel und Hillhouse* 1959).

Bevölkerungsgruppen	Kollumkarzinome
Jüdische Bevölkerung	3,6
Weiße Bevölkerung	13,5
Farbige Bevölkerung	47,8
Puerto-Rico-Bevölkerung	97,6
Gesamtkollektiv	14,9

sowie ein niedriger Stand allgemein-hygienischer Maßnahmen begünstigende Faktoren.

Tabelle 7 zeigt diesen Zusammenhang an verschiedenen Bevölkerungsgruppen der Stadt New York auf. In Bevölkerungsgruppen mit Frühheirat (Indien) liegt das Auftreten des Gebärmutterkrebses um 10 Jahre früher als z. B. in England mit seinem entsprechend späteren durchschnittlichen Heiratsalter. Bei Ordensschwestern und Frauen ohne Geschlechtsverkehr tritt kein Gebärmutterhalskrebs auf (dafür um so mehr einige andere hormonell mitbedingte Krebsarten wie Brustkrebs), bei Ledigen ist er seltener.

Eine allgemein zunehmende Hygiene, der Rückgang der Geburtenziffer und die bessere ärztliche Versorgung auch chronisch-entzündlichen Veränderungen dürften gemeinsam mit den Vorsorgeuntersuchungen am allmählichen Rückgang des Gebärmutterhalskrebses in den letzten 15 Jahren ihren Anteil haben.

d) Brustkrebs der Frau

An einer stetigen Zunahme des Brustkrebses in der BRD besteht kein Zweifel; auch aus den USA liegen ähnliche statistische Unterlagen vor. Seitdem kennen wir eine ganze Reihe von Faktoren, die das Auftreten der Erkrankung, statistisch gesehen, abschwächen oder verstärken können.

Zu den abschwächenden Faktoren gehört – umgekehrt wie beim Gebärmutterhalskrebs – eine frühe Erstschwangerschaft sowie die Zahl der Schwangerschaften überhaupt, häufiger Geschlechtsverkehr, eine lange Stillzeit, eine aus irgendwelchen Gründen erforderliche Entfernung der Eierstöcke in einem Alter unter 40 Jahren sowie ein frühes Eintreten der Wechseljahre.

Die angeführten Faktoren begünstigen eine gesunde Funktion des Drüsengewebes, während andererseits die fehlende hormonale Stimulierung durch einen aussetzenden oder fehlenden Menstruationszyklus die Tendenz zur Geschwulstentwicklung mindert. Allgemein darf daher hier vor jeglicher Art eines hormonellen Eingriffs, etwa zur Entwicklung einer »straffen Büste« oder in die noch größtenteils unbekannten innersekretorischen Regelsysteme gewarnt werden.

Eine gewisse erbliche Belastbarkeit zeigt sich beim Brustkrebs daran, daß das Risiko für eine Frau, deren Mutter oder Schwester an Brustkrebs erkrankt sind, doppelt so hoch ist wie beim Durchschnitt.

Die auch hier wieder vorhandenen starken epidemiologischen Unterschiede einzelner Volksgruppen im Auftreten, bzw. in der Sterblichkeit des Brustkrebses zeigt Abbildung 10.

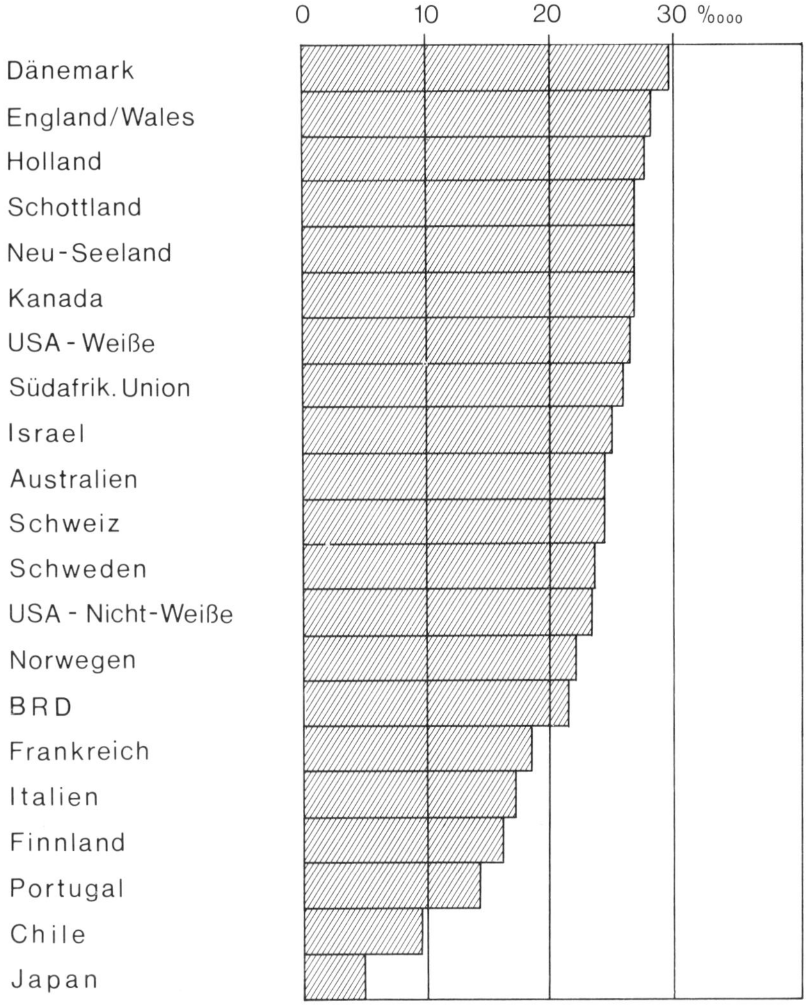

Abb. 10. Altersangepaßte Sterblichkeit für den Brustkrebs (Mamma-Karzinom) in verschiedenen Ländern der Erde.

Einige statistisch erfaßte, mit den klassischen Methoden erzielte Behandlungsergebnisse:

a) Magenkrebs

Beim Magenkrebs kann bislang nur eine frühzeitige Operation zur Heilung führen. Wie bei allen anderen bösartigen Geschwülsten hängt auch hier die Heilungschance von der frühzeitigen Feststellung des Leidens ab. So können, im Frühstadium (Stadium I) operiert, Spitzenergebnisse von 60% 5-Jahres-Heilungen erzielt werden.

Zur Zeit der Feststellung der Diagnose können jedoch im allgemeinen von 100 Patienten bereits nur noch etwa 45 Prozent radikal operiert werden (keine erkennbaren Reste von Krebsgewebe). Und auch von den radikal-operierten Patienten bleiben durchschnittlich nur wieder ca. 25 Prozent über einen Zeitraum von 5 Jahren gesund.

Behandlungschancen von 100 Magenkrebskranken zum Zeitpunkt der ersten Diagnose:

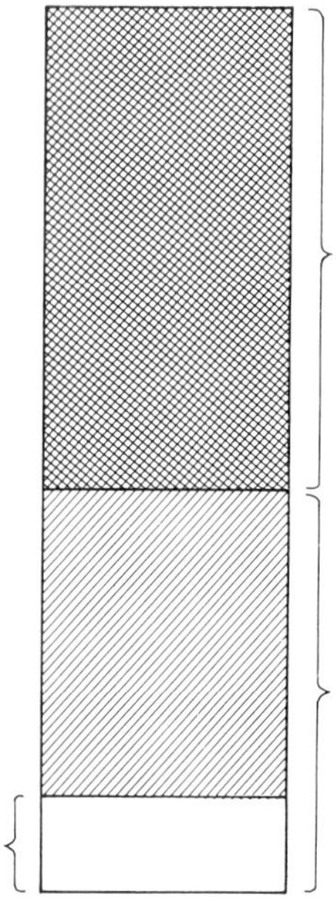

b) Bronchialkrebs

Beim Bronchialkrebs gestalten sich die Ergebnisse schlechter als beim Magenkrebs, weil der Prozentsatz der operierbaren Patienten aus verschiedenen Gründen hier noch kleiner ist. Von 100 diagnostizierten Bronchialkrebsen können durchschnittlich nur 25% radikal-operiert werden. Von diesen radikal-operierten werden im Durchschnitt 25–30% geheilt, womit nur bei 8% der ursprünglich festgestellten Fälle ein günstiger Ausgang erwartet werden kann. Bei einem im frühesten Stadium erkannten Bronchialkrebs können dagegen Heilungsergebnisse bis zu durchschnittlich 45% erzielt werden.

Die Strahlenbehandlung Inoperabler wiederum kann nur ganz wenigen Kranken eine Heilung bringen und ist in ihrer Wirkung umstritten. In manchen Fällen mag sie den Verlauf verschlimmern, in anderen eine vorübergehende Linderung der Beschwerden und eine geringe Verlängerung der Lebenszeit bewirken.

c) Brustkrebs

Beim Brustkrebs der Frau ist im Frühstadium eine ca. 80%ige 5-Jahres-Überlebensrate zu erzielen; im Stadium II sinkt dieselbe schon auf 50% und darunter ab. Die operablen Stadien I und II erreichen eine Heilungsziffer von zusammen ca. 60%. Leider muß bei dieser Krankheit häufiger auch nach Ablauf von 5 Jahren wieder mit Rückfällen gerechnet werden.

d) Gebärmutterhalskrebs

Am Beispiel der Strahlentherapie dieser Krebsart soll etwas ausführlicher gezeigt werden, daß in bestimmten Fällen eine Strahlenbehandlung durchaus angezeigt sein kann. Dies schien uns auch wichtig, um kein falsches Bild im Hinblick auf solche speziell angezeigten Strahlenbehandlungen entstehen zu lassen – obgleich hierdurch in keiner Weise die in diesem Buch geäußerten grundsätzlichen immunologischen und zelltoxischen Bedenken gegen die Anwendung von Bestrahlungen berührt sind.

Der Gebärmutterhalskrebs (Kollumkarzinom) tritt bei der Frau neben dem Brustkrebs (Mammakarzinom) prozentual am häufigsten auf. Die Prinzipien der operativen Behandlung, die heute bei dieser Geschwulsterkrankung nur noch im Frühstadium bei jüngeren Frauen durchgeführt wird, wurden schon vor dem Ersten Weltkrieg erarbeitet (gleichzeitig mit den Möglichkeiten einer ersten Strahlenanwendung durch in die Scheide und in den Gebärmutterhals eingelegte Radiumträger).

Das Beispiel der historischen Entwicklung der Behandlungserfolge beim Kollumkarzinom soll daher einmal hier stellvertretend für die allmähliche Verbesserung der klassischen Krebsbekämpfungsmethoden durch wissenschaftlich-technische Fortschritte – und gleichzeitig auch für deren natürlich gesetzte Grenzen – angeführt werden.*

So ergaben sich seinerzeit bei den nicht immer vollständig behandelten Patientinnen folgende Heilungsziffern (5jährige Beobachtungszeit:

Behandlungszeitraum	Ausbreitungsstadium		
	I	II	III
1913–1916	48%	20%	7%

Eine weitere Entwicklungsphase war durch die Kombination einer zweimaligen hochdosierten Röntgen-Tiefenbestrahlung mit einer anderen zeitlichen und örtlichen Verteilung der Radiumanwendung gekennzeichnet, die besonders im fortgeschrittenen Stadium III zu besseren Ergebnissen führte:

* Diese und die folgenden Angaben stammen aus den Behandlungsergebnissen der I. Universitäts-Frauenklinik München, die mit an der Spitze der international erzielten Heilungsziffern liegen.

Behandlungs- zeitraum	I	Ausbreitungsstadium II	III	IV	I–IV	Anteil der Früh- stadien
1931–1932	52%	34,6%	16,4%	2,8%	23,8%	41,1%
Behandelte zu geheilten Fällen	79:41	101:35	152:25	106:3	438:104	

Der nächste Fortschritt gelang schon ein Jahr später (1933) durch eine Raffung der Radiumanwendung auf einen Zeitraum von früher zwölf auf nunmehr sechs Wochen, was bei gleicher Radiummenge und Einlagedauer zu einer biologisch höheren Wirkungsdosis führt, verbunden mit einer Aufteilung der Röntgentiefenbestrahlung in mehrere Einzeldosen.

Behandlungs- zeitraum	I	Ausbreitungsstadium II	III	IV	I–IV	Anteil der Früh- stadien I und II
1933	70,8%	58,6%	28,6%	3,1%	38,4%	41,1%
Behandelte zu geheilten Fällen	24:17	58:34	84:24	32:1	198:76	

Im Rahmen des allgemeinen naturwissenschaftlichen Fortschritts in den dreißiger und vierziger Jahren wurde nach und nach eine individuellere, dem Einzelfall angepaßte Therapie durch die Möglichkeit der direkten Strahlendosismessung in den gefährdeten Nachbarorganen erreicht. Unterschiedlich geformte Radiumträger in Anpassung an die jeweiligen anatomischen Gegebenheiten, gleichmäßige Verteilung der Bestrahlungs-Serie auf niedrigere Einzeldosen über einen Zeitraum von mehreren Wochen und Abstimmung mit den gleichzeitig angewandten Radiumeinlagen waren wesentliche verbessernde Maßnahmen, die in den fünfziger Jahren zu folgendem Bild führten:

Behandlungs- zeitraum	I	Ausbreitungsstadium II	III	IV	I–IV	Anteil d. Früh- stadien I u. II
1950–1953	80,8%	67,1%	40,4%	0%	53,8%	45,9%
Behandelte zu geheilten Fällen	343:277	574:385	1018:411	60:0	1995:1073	

Interessant ist, daß in den sechziger Jahren trotz gleichbleibender Bestrahlungstechnik noch einmal eine weitere Zunahme der Heilungsziffern gegenüber 1950–1953 erzielt werden konnte:

Behandlungs-zeitraum	Ausbreitungsstadium I	II	III	IV	I–IV	Anteil d. Früh-stadien I u. II
1961–1965	89,7%	72,8%	47,3%	2,6%	60,7%	52,2%
Behandelte zu geheilten Fällen	340:305	802:584	970:459	77:2	2189:1328	

Diese nochmalige Steigerung hat mehrere Ursachen. Durch verbesserte Früherkennung stieg der Anteil der Anfangsstadien I und II von 45,9 auf 52,2%. Weiterhin erlaubten Fortschritte der inneren Medizin z. B. die Gabe von Bluttransfusionen nach Blutverlusten sowie von Antibiotika zur Behandlung begleitender Blasen- und Nierenbeckenentzündungen. Die Anwendung blutgerinnungshemmender Substanzen führte durch eine Verhinderung der Fibrinabscheidung um die Geschwulst herum zu einer besseren Durchblutung und damit ausreichenderen Sauerstoffversorgung, die unter anderem die Voraussetzung zu einer Wirkungserhöhung der Radiumbestrahlung ist.
Schließlich führen die vor einigen Jahren eingeführte Tele-Kobaltbestrahlung und das Betatron durch Erhöhung des relativen Anteils der Tiefendosis zu einer günstigeren Dosisverteilung zwischen Haut und geschwulstdurchsetztem Gewebe. Für die fortgeschrittenen Stadien III und eventuell auch IV sind daher in Zukunft noch gewisse Verbesserungen der Heilungsergebnisse zu erwarten.

Andererseits scheint mit den Ergebnissen des letzten Jahrzehnts jedoch das Optimum der klassischen Krebstherapie erreicht zu sein. Man wird somit gerade den – in dem hier zusammengestellten Anhang nicht abgehandelten – Zusatztherapien, Nachbehandlungen, psychotherapeutischen und Allgemeinbehandlungen und den rezidiv-prophylaktischen Maßnahmen für die Zukunft eine ganz besondere Bedeutung zubilligen müssen – wie dies ja auch im vorausgegangenen Text gebührend angesprochen wurde.

Für die statistische Auswertung benutzte Quellen

K. H. BAUER
»Das Krebsproblem«
2. Auflage 1963 Springer-Verlag

D. P. BURKITT
»Darmkrebs – ein Diätproblem?«
Vortrag über Dickdarm- und Mastdarm-Krebs in San Diego am 18. 1. 1971
Periskop Nr. 9, 1971

C. Th. EHLERS
»Untersuchungen beim Magenkarzinom unter Berücksichtigung des TNM-Systems«
Vortrag Deutscher Krebskongreß 1968, Chirurgische Klinik der Universität Tübingen.

H. O. HETTCHE
»Lungenkrebs und Luftverunreinigung – ein Beitrag zur Epidemiologie«. Schriften der Landesanstalt für Emmissions- und Bodenschutz des Landes Nordrhein-Westfalen, Heft 18, Essen (1970).

R. KAISER
»Gestagenanwendung bei Genital- und Mammatumoren«
Georg Thieme Verlag Stuttgart 1973

H. MAASS
»Epidemiologie und Klinik des Mammakarzinoms«
Ärztliche Mitteilungen 3002, 68. Jahrg. (1971).

OESER H., KOEPPE P., ROCK K.
»Statistische Aspekte zur Krebsgefährdung«
Deutsche Medizinische Wochenschrift 95, 2510 (1970)

F. L. RUEFF, S. v. BARY und A. SILBERNAGL
»Das Magenkarzinom«
Münchner medizinische Wochenschrift 410, Jahrgang 115 (1973)

F. VESTER
»Das Überlebensprogramm, Kapitel: Abgase und Stäube«
Kindler-Verlag 1972

»Gesundheitswesen, Statistische Ergebnisse 1952«
Herausgeber: Statistisches Bundesamt, Wiesbaden
W. Kohlhammer-Verlag, Stuttgart-Köln

»Bevölkerung und Kultur«
Reihe 7 Gesundheitswesen Jahrgang 1960; 1970
Herausgeber: Statistisches Bundesamt, Wiesbaden
W. Kohlhammer-Verlag, Stuttgart-Mainz

»Krebssterblichkeit der Wiener Wohnbevölkerung im Jahr 1971«
Statistisches Amt der Stadt Wien.
Österreichische Zeitschrift für Erforschung und Bekämpfung der Krebskrankheit 68, 28. Jahrgang (1973).

7-1-6-10-3